D. CALOT

BERCK

LYMPHATISME et DÉVIATIONS

LES RAISONS DE LA SUPÉRIORITÉ DE BERCK

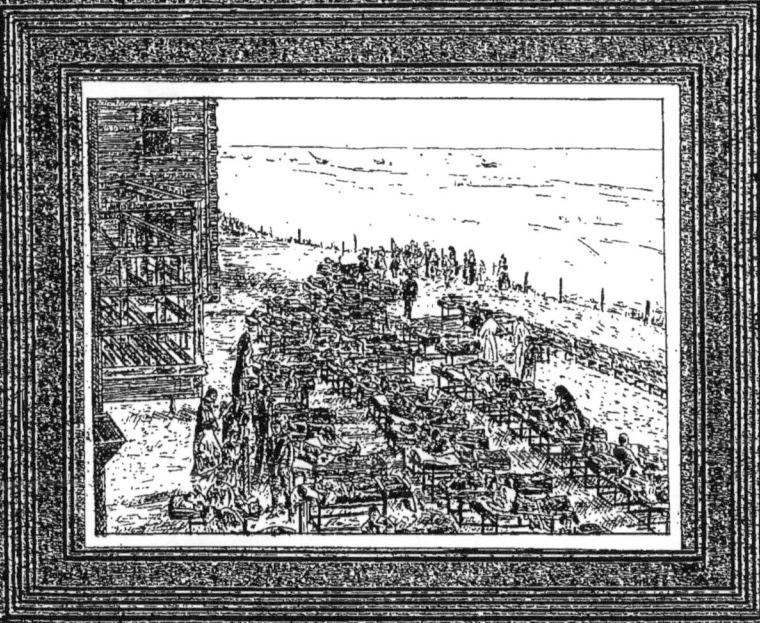

BERCK ET SES TRAITEMENTS

Ce qu'on fait en France, à Berck, pour le traitement des enfants malades, est tout simplement admirable.

(Prof. JOACHIMSTAL, de Berlin).

Si Berck n'existait pas, il manquerait quelque chose à la gloire de la France, et il faudrait se hâter de le créer.

(VAN MERRIS).

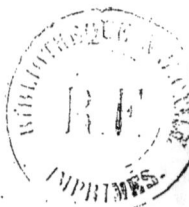

BERCK

Ses Méthodes de Traitement

ET SON

Climat idéal pour les Malades

PAR

F. CALOT

Chirurgien en chef de l'hôpital Rotschild, de l'hôpital Cazin
de l'hôpital de l'Oise et des départements
du Dispensaire, de l'Institut orthopédique de Berck, etc.

———※———

Avec 100 Figures

———⁂———

PARIS

A. MALOINE, ÉDITEUR

25-27, Rue de l'École de Médecine, 25-27

——

1914

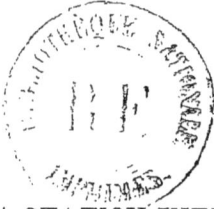

BERCK

LA STATION INTERNATIONALE D'HIVER ET D'ÉTÉ

POUR LES

ENFANTS ET ADULTES

ANÉMIQUES, LYMPHATIQUES, OU ATTEINTS DE MALADIES DES OS,
DES ARTICULATIONS, OU DES GLANDES

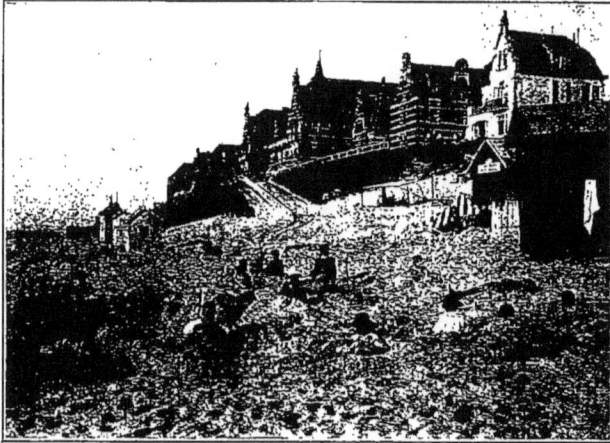

Fig. 2. — Bains de SABLE sur la plage de Berck.
(Au fond, l'Institut orthopédique de Berck).

PLAN & DIVISION DU LIVRE

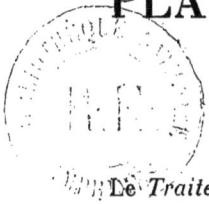

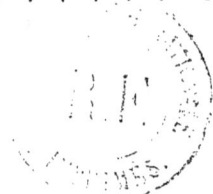

CE QUI FAIT LA SUPÉRIORITÉ DE BERCK

Pourquoi

Les médecins de *tous les pays* du monde et « l'Assistance Publique » de Paris envoient-ils à *Berck* les sujets *anémiés, lymphatiques*, ou atteints d'*adénites, coxalgie, mal de Pott, tumeurs blanches, rachitisme, déviations* ?

Parce que :

A Berck,

La nature a réalisé le milieu idéal pour le traitement et la guérison de ces malades ;

Les hommes ont tout organisé, (habitations, installations, distractions, voitures de promenade des malades couchés etc., etc.) pour rendre ces traitements commodes et agréables ;

Des médecins, **très spécialisés**, aident puissamment par leur expérience, à obtenir des guérisons rapides et intégrales [1].

1. Gausseron a dit : « L'influence si bienfaisante de l'air de Berck et du climat est pour beaucoup dans ces guérisons qui, parfois ont l'air de miracles ». et l'on a parlé, en effet, « des miracles de Berck » : Mais il faut pour les expliquer, ajouter à l'action du milieu marin, l'expérience consommée des médecins de Berck. Grâce à ce double appoint, on obtient là des résultats très supérieurs à ceux qu'on obtient ailleurs. Et on les obtient par des méthodes plus douces et plus sûrement bénignes

LES TRAITEMENTS A BERCK

SOMMAIRE

Le traitement général et le traitement local mieux assurés
à Berck que partout ailleurs.

Traitement général. (p. 7 à p. 45).

Nécessité d'un bon traitement général. — Le traitement marin est
le meilleur des traitements généraux pour tous les sujets menacés ou
déjà atteints. « La clinique et la chimie, a dit le professeur Robin, sont
d'accord pour établir cette supériorité du climat marin ».

Les raisons qui ont fait choisir Berck entre toutes les stations,
par les hygiénistes, les médecins et les assistances publiques pour y
édifier les sanatoria et instituts pour les enfants délicats ou malades :

Berck a été choisi parce que de toutes les régions c'est celle de Berck
où le lymphatisme est de beaucoup le plus rare (comme cela
ressort nettement des statistiques célèbres de Boudin). Berck a été
choisi pour son climat, son exposition, sa température, la luminosité
de son atmosphère, ses grands vents si salubres, son immense plage de
sable si fin et si pur, ses bains de « bâches », ses bains de sable (On
pourrait ajouter pour son eau de source d'une pureté et d'une fraî-
cheur exceptionnelles).

Berck aussi bon l'hiver que l'été.

Nécessité de s'installer en bordure de mer sur la plage même.

Quels sont les éléments physiques et chimiques de la cure marine, en
particulier à Berck ? : L'air marin. — Les *bains de mer* froids, demi-
chauds, chauds. — Bains de sable. — Eau de mer à l'intérieur. —
Association des cures marine et solaire. — Indications et contre-indications de la cure de soleil. — Ses avantages et ses dangers.

Traitement local. (p. 45 à 139).

Un bon traitement local est aussi nécessaire pour ces malades qu'un
bon traitement général. — Une coxalgie ou un mal de Pott dont l'évolution locale n'est pas très bien surveillée, peuvent ne pas guérir,
même à la mer, ou bien ils ne guériront qu'au prix d'une infirmité
(boiterie ou bosse).

Si toutes ces maladies guérissent beaucoup mieux à Berck qu'ailleurs, ce n'est pas seulement parce que le traitement général y est meilleur, mais aussi parce que les *médecins de Berck* ont acquis de ces maladies, forcément, une expérience toute particulière et même, pourrait-on dire, unique au monde, — puisqu'il n'est pas un autre point du globe où se trouvent réunis un aussi grand nombre de ces malades. N'est-ce pas à « l'école de Berck », qu'on doit la découverte, pour guérir ces maladies, de ces méthodes *conservatrices*, aujourd'hui reconnues, universellement, comme les meilleures, et adoptées partout. Or, ces « *méthodes de Berck* », où donneront-elles leur maximum de résultats si ce n'est là où elles sont appliquées par leurs inventeurs eux-mêmes et dans un milieu idéal ?

Exemple : *Dans le mal de Pott.* — L'objectif est de guérir sans *gibbosité* : c'est à Berck qu'en a été trouvé le moyen [1], moyen aussi sûr que bénin, pourvu que les malades ne nous arrivent pas trop tard.

Dans la coxalgie et dans les tumeurs blanches. — L'objectif est de guérir sans boiterie et sans ankylose, et cela s'obtient encore avec les méthodes de Berck [2] plus sûrement qu'avec les autres, pourvu que soit remplie cette même condition, que les malades n'arrivent pas trop tard.

Et de même pour les *adénites du cou*, c'est à Berck qu'a été indiqué, voici plus de 15 ans, le traitement qui les guérit sans « marque » [3].

Le rachitisme et les déviations rachitiques guérissent à Berck sans aucune intervention sanglante, toujours ou presque toujours, par la seule action du traitement marin.

La *scoliose* aussi, maladie de la nutrition si proche parente du rachitisme, guérit mieux à Berck qu'ailleurs, pour les mêmes raisons.

Quant aux autres difformités : luxations congénitales, pied bot, paralysie infantile, etc... outre que le traitement local y est appliqué par des spécialistes très exercés, leur guérison se trouve grandement favorisée à Berck par l'influence du traitement marin sur l'état général de ces malades, et souvent aussi sur leur état local (exemple l'efficacité des bains de sable dans la paralysie infantile).

1. Voir « Les moyens de prévenir et de guérir les gibbosités », avec présentation des 5 premiers enfants guéris de gibbosité (Académie de médecine, 1896), par le Dr Calot de Berck.

2. Voir « Sur la guérison de la coxalgie sans boiterie » (Congrès de chirurgie, 1896), et « Sur la guérison des arthrites tuberculeuses, avec conservation des mouvements. (Presse médicale, 1898), par le Dr Calot.

3. Guérison des adénites sans cicatrices, (Congrès de chirurgie, 1897), par le Dr Calot.

PREMIÈRE PARTIE

TRAITEMENT GÉNÉRAL

Nécessité d'un bon traitement général pour tous.

a) Pour les sujets **délicats** et **menacés**, mais non encore malades, et qu'il faut garder de l'emprise du mal, le **traitement général est** la condition **suffisante** de la santé.

b) Pour ceux qui sont **déjà malades**, le traitement général n'est plus la condition suffisante, mais il reste pourtant la condition **nécessaire** de la guérison, car chez eux, il n'y a pas seulement la lésion locale (adénite, coxalgie, mal de Pott), il y a, comme chez les premiers et plus encore que chez les premiers, le *terrain* (toujours lymphatique) à modifier, il y a la *constitution* générale à transformer.

Bien souvent, cette lésion locale n'est que la manifestation saisissable d'une infection tuberculeuse qui a pénétré dans l'organisme par les voies respiratoires ou digestives, d'où coexistence, avec la lésion externe, de ganglions tuberculeux, péribronchiques, ou périintestinaux ; et comment atteindre et guérir ces ganglions internes, sinon par le traitement général ?

Traitement général et traitement local, s'ils sont bien conduits, s'entr'aident et se complètent merveilleusement : un bon traitement général assure le rapide et plein succès d'un bon traitement local, il est même la condition d'une guérison solide et durable de la lésion ; et réciproquement, un traitement local bien dirigé est la meilleure sauvegarde d'un bon état général du sujet.

Le traitement marin est le meilleur des traitements généraux

Du Professeur Robin : « Le climat marin contre indiqué pour les phtisies pulmonaires ([1]) devient ici, (dans les adénites, coxalgies, maux de Pott, tumeurs blanches), un climat que l'on doit qualifier d'*indispensable*, parce qu'il

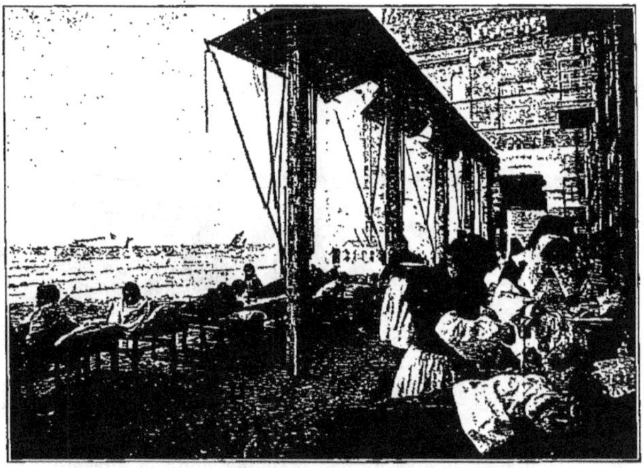

Fig. 3. — Nos malades de l'Institut orthopédique passant toutes leurs journées sur la plage.

apporte au traitement local et à la guérison un aide que rien ne saurait remplacer. On n'a pour s'en convaincre qu'à regarder les résultats obtenus à Berck... Tout le monde s'accorde, dit-il ailleurs, pour constater que le climat marin est (avec un bon traitement local) le meilleur moyen de traiter et de guérir les tuberculoses osseuses et articulaires ».

Du Professeur Ollier, de Lyon : « A la mer, on refait un

1. Et c'est pour cela qu'à Berck on ne reçoit jamais de tuberculose pulmonaire et qu'il n'y a aucun risque de contagion.

tempérament robuste à des enfants qui étaient destinés à périr misérablement ».

Du Professeur d'Espine, de Genève : « Le sanatorium maritime s'impose comme l'agent prophylactique et curateur par excellence de la tuberculose infantile, et l'agent préventif le plus puissant de la phtisie chez l'adulte ».

Du Dr Barbier, médecin des hôpitaux de Paris : « Le sanatorium marin apparaît comme une œuvre de lutte appelant à lui, à côté de ceux qui sont déjà touchés, les prédis-

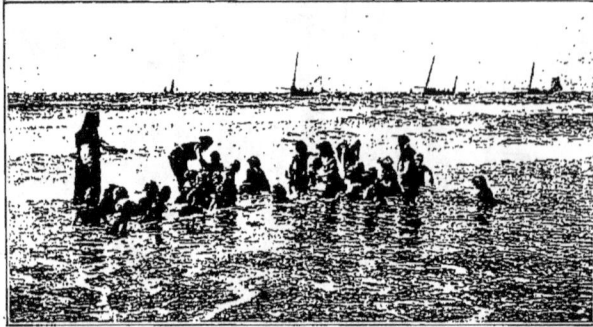

Fig. 4. - Bains de mer de nos malades, sous la surveillance d'une religieuse.

posés, les héréditaires, les affaiblis, les convalescents, tous ceux enfin que leur constitution range dans les cadres des anémies suspectes. — La création des sanatorium maritimes a été et reste une grande idée à la fois médicale, philanthropique et sociale ».

« Tout le monde sait que l'air marin est de tous les moyens naturels le plus efficace dans le traitement des tuberculoses chirurgicales, du rachitisme et du lymphatisme » (*Drs Pascal, Cavasse et Barozzi*).

Dans le cas de tares héréditaires, il faut plonger l'enfant menacé dans le milieu régénérateur de la mer.

L' eau de mer, a dit Quinton, est le milieu d'origine de toute cellule vivante. Il est donc logique de l'employer en thérapeutique pour corriger, par sa minéralisation si spéciale et sa *radio-activité*, l'altération morbide du milieu humoral. **L'eau de mer** s'affirme comme un **tonique cellulaire parfait,** capable de modifier le milieu humoral d'une façon telle que les cellules saines peuvent lutter victorieusement contre les agents infectieux.

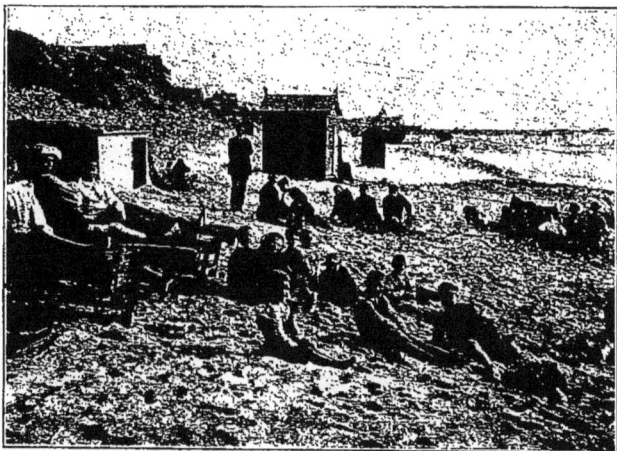

Fig. 5. — Cure **marine** et solaire de nos enfants à la plage.

Russell, le véritable créateur du traitement marin, disait déjà : « Il s'agit de **refaire** et de **créer.** Or, pour créer des générations nouvelles plus solides, il faut deux choses : l'eau et l'air. L'eau et l'air qu'on trouve toutes les deux à la mer et qui peuvent se résumer en une seule : la vie à la mer ». Le programme de Russell : Peu vêtir l'enfant et le tenir tout le jour sur le rivage, le baigner chaque jour dans la mer, le nourrir de produits, tels que : poissons, coquillages, plantes marines où la vertu de la mer se trouve concentrée, et enfin, lui faire boire de temps en temps un peu de son eau pour lui purifier le sang. Cette absorption intérieure des principes de la mer à petites doses, mais continue, incessante, par tous les moyens : aliments, boissons, respiration, bains, voilà pour lui le secret de la médication.

Le bain de mer, dit encore Russell, n'améliore pas seulement l'état général de la santé et du mal, il facilite aussi la résolution des glandes engorgées et celle des tumeurs

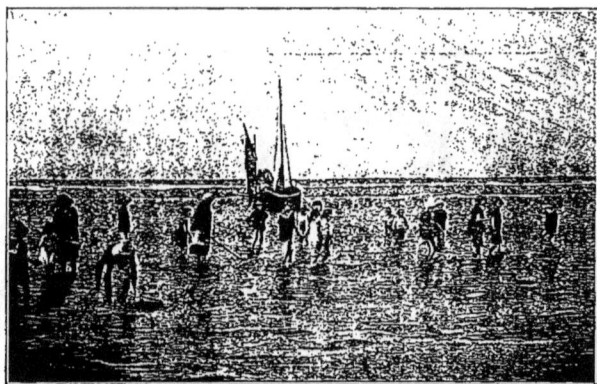

Fig. 6. — Bains dans les « bâches » de la plage de Berck.

indolentes des articulations, lors même qu'elles ont acquis un volume considérable et qu'elles existent depuis longtemps ([1]).

1. Ce ne sont pas seulement les médecins, mais aussi les poètes qui ont chanté les vertus curatives de la mer :

(Aux enfants qui ont faim et soif de santé).
« L'Océan leur dit : « C'est ici,
Que va finir votre fringale.
Mangez ! buvez ! chantez aussi !
Soyez gais ! c'est moi qui régale ! »   (RICHEPIN).

N'est-ce pas de la mer qu'a surgi la vie primitive ? A cette source, quand nous défaillons, nous irons nous refaire. »   (MICHELET).

Valeur respective de la mer et de la montagne
pour les sujets lymphatiques

Par contre : « Les pays de montagnes prédisposent à la scrofule », a dit le Dr Amat. De son côté, Bordeu, « le grand Bordeu, » (1), l'un des plus illustres médecins français, qui était né dans un pays de montagnes, a écrit : « Les gens qui habitent les montagnes sont plus sujets aux écrouelles que tous les autres. Il n'est point d'auteur, ajoute-t-il, qui n'ait fait cette observation ».

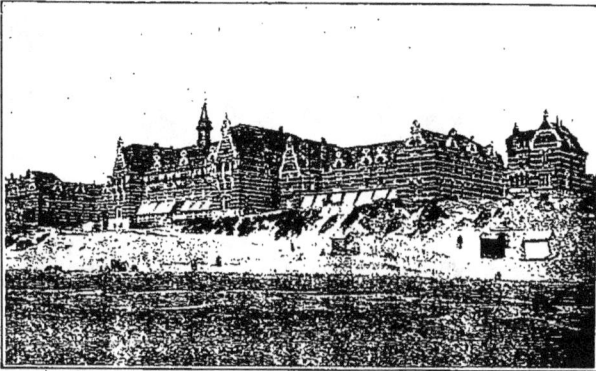

Fig. 7. — Institut orthopédique de Berck ou Institut Saint François de Sales.

De plus, les statistiques les plus modernes montrent qu'il y a moitié moins de décès chez les malades traités à Berck que chez ceux traités à la montagne (pour les mêmes cas).

On n'observe à Berck que 1 à 2 pour cent de décès, au lieu de 4 décès pour 100 observés à la montagne (2).

Cette supériorité du traitement à la mer sur le traitement

1. Comme l'appelle le Dr Helme.
2. Voir pour les détails de ces statistiques, la conférence du Dr Calot à l'hôpital Beaujon 10 avril 1913 « Sur le devoir des médecins en présence des tuberculoses externes ».

à la montagne pour les sujets lymphatiques ou atteints de tuberculoses externes (des ganglions, des os, des articulations) a été encore tout récemment affirmée solennellement au congrès international de Rome.

Par contre, le séjour à la montagne, est préférable pour le traitement de la phthisie pulmonaire.

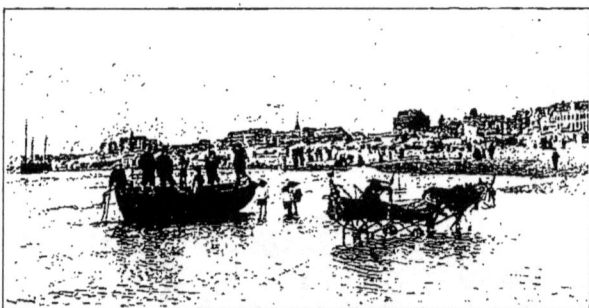

Fig. 8. — Barque de promenade pour nos enfants.

Quant aux sujets atteints, à la fois, de tuberculoses pulmonaires très nettes et de tuberculoses externes, il faut préférer pour eux Arcachon, Cannes, Nice, Biarritz

Pour ceux, très nombreux, qui ont simplement les bronches « délicates » ou « susceptibles », la station idéale est Argelès-Gazost (Hautes-Pyrénées) (Voir page 140 la Clinique orthopédique d'Argelès).

LES RAISONS DU CHOIX DE BERCK

(comme la station salubre et bienfaisante entre toutes).

Les fameux tableaux statistiques de Boudin ont montré que de tous les départements de France, c'est celui du Pas-de-Calais (où se trouve Berck) qui compte le plus petit nombre de scrofuleux, (110 pour 100.000 habitants). Le Pas-

de-Calais compte 4 fois moins de scrofuleux que le départe-
ment qui vient immédiatement après lui (452 pour
100.000 habitants). Il en compte près de 30 fois moins que
celui qui vient en queue de liste, (2901 sur 100.000).

En outre, Boudin a noté que dans le Pas-de-Calais,
les points les plus indemnes sont les points les plus rappro-
chés des côtes.

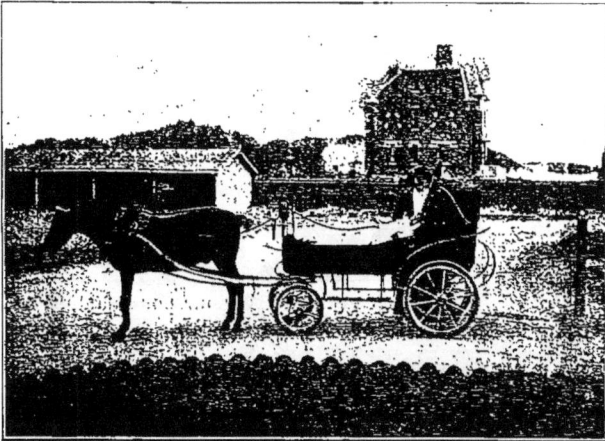

Fig. 9. — Une voiture de malade.

Van Merris a écrit : « La plage de Berck se prêtait
merveilleusement à la création du sanatorium pour les
lymphatiques et les débilités. Formée toute entière d'un
sable fin, solide et résistant, elle se développe du Nord au
Sud, sur une étendue de plus de 20 kilomètres, sans ren-
contrer ni rochers, ni falaises dangereuses, ni galets qui
blessent les pieds, ni bancs de vase dans lesquels on en-
fonce. Pas un courant d'eau qui puisse amener des dépôts
vaseux, des détritus et par suite des émanations fétides ;
la plage de Berck est séparée des pays voisins par un

cordon de dunes et de garènes qui la garantissent à la fois des vents froids venant du Nord et de l'Est, et de tous les effluves malsains pouvant survenir de l'intérieur des terres ; mais, du reste, le **pays jouit d'une réputation proverbiale de salubrité** et ses habitants, pêcheurs et marins, sont cités pour leur bonne santé et leur vigueur. Enfin les seuls vents que reçoive la plage et qui la balaient éternellement, sont ceux de l'Ouest qui viennent de l'Atlantique et lui appor-

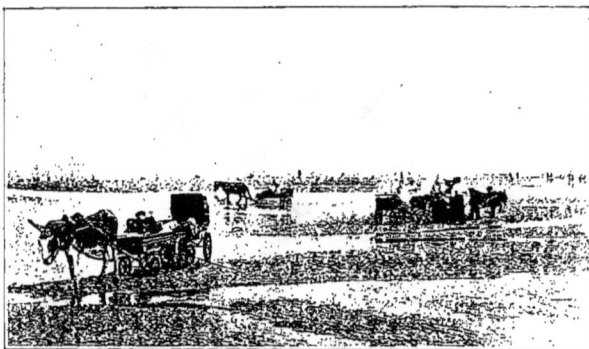

Fig. 10. — Promenade des malades à la limite des flots.

tent sans relâche un air pur, constamment renouvelé, avec les brises et les vapeurs salines de l'immense Océan ».

D'ailleurs, deux conditions particulièrement favorables se trouvent réunies à Berck :

1° Supériorité des plages nues.

La *supériorité des plages* « *nues* » (dont Berck est le type), pour la guérison des tuberculoses externes, a été démontrée par Duclaux, Directeur de l'Institut Pasteur, qui a prouvé que la richesse en rayons actiniques (ou guérisseurs) sur les plages, est d'autant plus grande que sont plus rares les germes et la végétation, (c'est-à-dire les matières organiques oxydables qui attirent et absorbent la plus grande partie des rayons ultra-violets).

2º Supériorité des plages de la Manche et du Nord de la France

POUR LES ENFANTS LYMPHATIQUES, SANS LÉSIONS PULMONAIRES

« Les bains de mer du Midi ne seront jamais, comme tonique, aussi puissants que ceux du Nord ». (Dr Le Marchand).

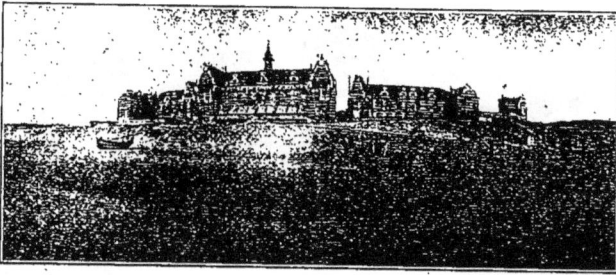

Fig. 11. — Institut orthopédique de Berck. (*Façade sur la plage*).

Dans les plages de la Manche le climat est plus vif et plus fortifiant; c'est là qu'on trouve au plus haut degré les propriétés de l'air marin.

« Si l'enfant est inerte, faible, s'il a besoin d'un coup de fouet, envoyez-le vers la région du Nord sur la Manche, ce sont des stations toniques par excellence.

Toutes les formes de scrofule trouvent dans la Manche [1] leur correctif ». (Dr Cazin).

1. « Ce grand souffle (de la Manche) et cette grande mer, dans leur éternel combat, c'est à ressusciter les morts. On y voit réellement des renaissances inattendues, les flots y viennent très forts, toute la machine humaine joue bon gré mal gré, fortement, elle digère, elle respire ; la nature y est exigeante et sait bien la faire aller ». — MICHELET.

Le Dr Quisac, qui pratiquait aux bains de mer de la Méditerranée, reconnaît que pour les enfants dont les bronches et les poumons sont indemnes, les climats vifs du *Nord* sont indiqués.

« Pour les tempéraments lymphatiques et les organismes défaillants, la froide tonicité du Nord sera plus salutaire que la tiède et sédative influence du climat méridional » (Van Merris et Dutrouleau).

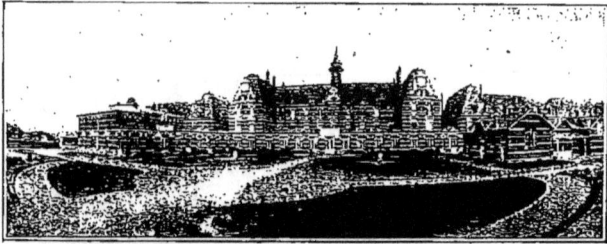

Fig. 12. — Institut orthopédique ou Institut Saint François de Sales.
(*côté jardin*).

« Si Berck, voici 50 ans, a été choisi entre tous les climats et stations de France (mer, montagne ou campagne) par une commission de médecins et d'hygiénistes, c'est parce qu'il réunit, beaucoup mieux qu'aucun autre endroit, toutes les conditions désirables pour le traitement des tuberculoses *locales*.

Et, en effet, *Berck*, par son exposition et son climat, par l'immense étendue de sa plage de sable fin, la pureté exceptionnelle de son atmosphère entretenue par les grands vents soufflant du large, sa température à la fois régulière et fraîche, par sa luminosité et sa radiation solaire particulièrement intenses, par sa richesse extraordinaire en rayons ultra-violets, (ne sait-on pas aujourd'hui que la mer absorbe

2

les rayons caloriques, mais réfléchit les rayons lumineux et les rayons ultra-violets, c'est-à-dire les rayons bienfaisants contre la tuberculose externe), par l'ozone de son air et les substances salines et autres, (iode, brome, silice) en suspension dans son atmosphère, enfin par la possibilité de faire vivre les malades sur cette plage, l'hiver et l'été, en toutes saisons et en tous temps ; — par toutes ces qualités réunies, Berck est bien la **station idéale** pour les sujets anémiés ou déjà malades.

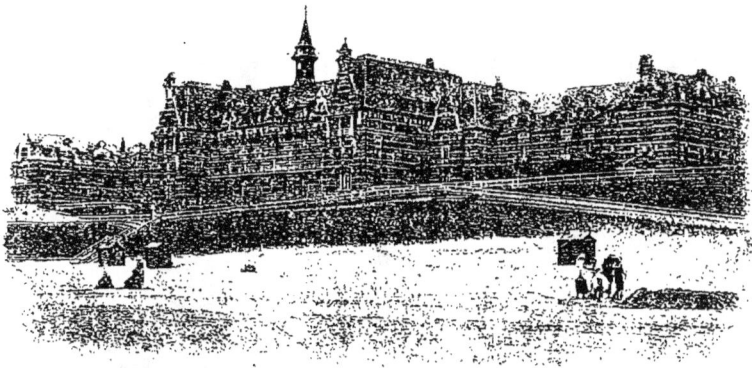

Fig. 13. — Institut orthopédique. — Chemins pour descendre aux bains.

Et d'ailleurs, les résultats qu'on y obtient depuis cinquante ans, très supérieurs à ceux qu'on obtient ailleurs pour les mêmes cas, sont là pour justifier ce choix. Choix qui n'est contesté par personne, comme l'atteste et le prouve l'affluence toujours plus grande des malades qui viennent par milliers et milliers, de toutes les parties des deux mondes y chercher la guérison... et l'y trouvent » [1].

1. D' CALOT. Congrès de Rome, de Saint-Sébastien et de Dusseldorf.

1° BERCK AGENT DE PRÉSERVATION

POUR LES SUJETS « MENACÉS », MAIS NON MALADES

Évidemment, plutôt que d'avoir à guérir, il faudrait prévenir, il faudrait rendre l'individu réfractaire à l'éclosion de la tuberculose.

« Sauver la graine ! » C'est ce traitement prophylactique,

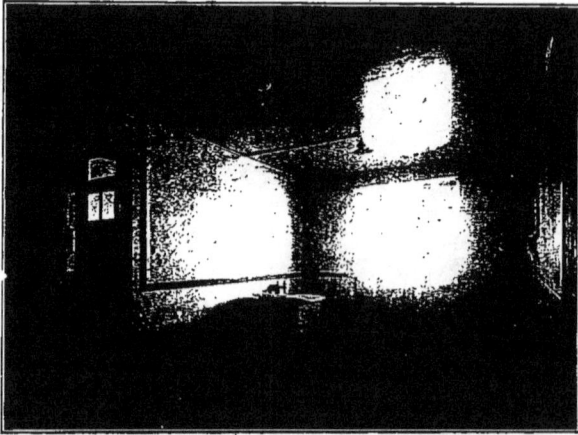

Fig. 14. — Bains de mer chauds (à l'Institut orthopédique).

cette œuvre de préservation sociale qui est le but idéal de nos efforts et l'œuvre de l'avenir !

Or c'est précisément sur un organisme encore vierge de toute manifestation tuberculeuse, mais menacé, que l'action de la mer est souveraine.

En voici la démonstration bien nette :

Les médecins d'enfants savent combien fréquentes sont les tuberculoses externes (des ganglions, des os, des articulations) se développant à la suite d'une fièvre éruptive, et en particulier de la rougeole, de la scarlatine, d'une coqueluche, d'une angine, d'une entérite.

Or, sur les dizaines de milliers d'enfants qui sont venus à Berck passer cette période de la **convalescence**, je n'ai jamais vu, depuis 25 ans, éclater de **tuberculose externe**.

Bon nombre d'enfants, candidats à la tuberculose ou de par l'hérédité ou de par l'amoindrissement de leur résistance par des maladies antérieures, sont installés à Berck par leurs familles pour un séjour de plusieurs années. Je les ai **toujours vus rester indemnes**, et Cazin, avant moi, avait fait cette même remarque.

Ce qui démontre la valeur prophylactique toute particulière du séjour à Berck pour préserver tous les enfants débilités.

Et cela démontre aussi que le danger de contagion (pour les enfants encore indemnes) est nul à Berck, malgré la présence d'enfants déjà malades.

Pas de risque de contagion à Berck.

Jamais n'a été observé, par Cazin ou par nous un seul cas de contagion parmi les malades de Berck et non plus parmi les religieuses de Berck qui soignent des enfants sur cette plage depuis plus de 50 ans.

Et ceci se conçoit aisément pour qui veut bien réfléchir à ce fait que l'on ne reçoit à Berck, ni dans les environs, aucun tuberculeux pulmonaire, mais seulement des bacilloses externes dont la plupart sont fermées, c'est-à-dire nullement contagieuses, et dont celles qui sont ouvertes, d'ailleurs extrêmement peu contagieuses par elles-mêmes, sont rendues parfaitement inoffensives pour les voisins grâce à nos pansements imperméables et antiseptiques, rigoureusement détruits après avoir servi.

Ainsi donc à Berck, *aucun danger de contagion*. Tandis que ce danger de contagion existe dans les stations peuplées de phtisiques qui infectent les habitations et l'atmos-

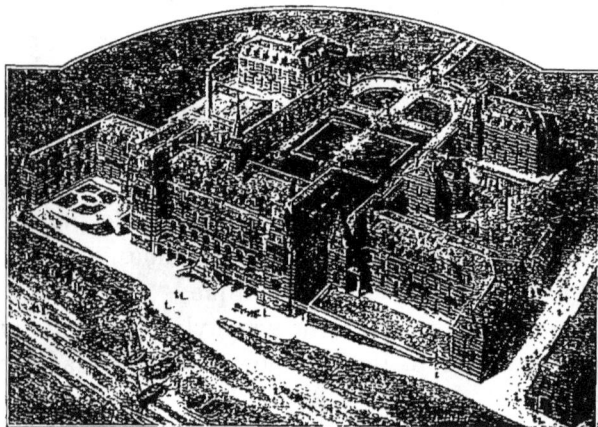

Fig. 15. — Vue à vol d'oiseau de l'Institut orthopédique.

phère à jet continu par leurs crachats, et aussi par leurs vêtements et toutes leurs déjections.

Berck metteur en train des énergies vitales endormies.

Accroissement de la taille, accroissement du poids, et du périmètre thoracique.

a) Accroissement de la taille

« L'on ne croirait jamais combien la croissance d'un enfant peut être favorisée par 5 ou 6 semaines de séjour à la mer. On voit des enfants mal venus, arriérés, qui paraissent avoir 4 à 5 ans de moins qu'ils n'ont en réalité et qui tout d'un coup (à la mer) se mettent à pousser et à regagner au moins, en 2 mois, le temps perdu » (*Van Merris*).

Vallin, cite de nombreux cas d'enfants que les parents ont l'habitude de mesurer à époques fixes et qui gagnaient plus en 2 mois de vacances passées au bord de la mer que dans les 10 autres mois de l'année passés au collège, ou dans leur famille, loin de l'Océan.

Nous avons, ajoute-t-il, assisté à des spectacles semblables. Combien d'enfants arriérés avons-nous vus reprendre ainsi leurs avantages et s'en aller la saison finie, avec des vêtements trop petits pour eux (*Vallin*, revue d'hygiène).

Et nous-même avons observé maintes et maintes fois cet accroissement de taille — et aussi de poids.

b) **Accroissement de poids.**

Voici une observation personnelle témoignant de cette influence de la mer à ce double point de vue.

Un de mes coxalgiques, Jacques B., âgée de douze ans, a un jumeau, Jean, qui l'a toujours dépassé en taille (de 2 centimètres), et en poids (de 3 livres). Peu après le moment où la coxalgie de Jacques s'est déclarée, il y a 4 ans, la différence s'est encore accentuée en faveur de Jean resté indemne.

Les deux frères sont arrivés à Berck, il y a deux ans. Jean a conservé l'avantage sur Jacques pendant toute la durée de son séjour à Berck (un an). Puis il est rentré non pas à Paris d'où il est originaire, mais dans une petite ville de province, Jacques (le coxalgique) demeurant toujours à Berck. Eh bien dans cette année, Jacques a non seulement atteint mais dépassé Jean éloigné de Berck. Jacques malgré sa coxalgie, *mesure* actuellement 2 centimètres de plus et *pèse* 10 livres de plus que Jean.

Van Merris qui a beaucoup étudié ces questions de développement sur les enfants de troupe envoyés à la mer, conclut de toutes ses observations :

1º *Au point de vue de la taille :* l'accroissement moyen de ces enfants (à la mer) a été de 3 centim. en 2 mois c'est-à-dire l'équivalent de ce qu'un enfant ordinaire gagne en 7 ou 8 mois et de ce que eux-mêmes auparavant gagnaient en 1 an (loin de la mer).

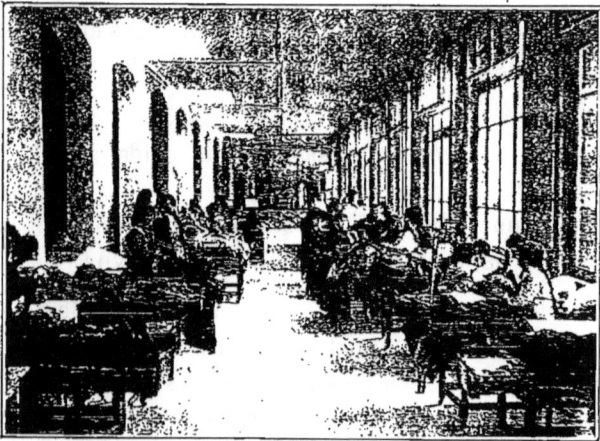

Fig. 16. — Galerie des fêtes à l'Institut orthopédique.

Un enfant de troupe de 12 ans, *petit et chétif* a passé 43 jours à la mer. Il a pris 23 bains et constamment vécu à la plage. Il a grandi de 4 centim. en ces 43 jours.

2º *Au point de vue du périmètre thoracique ;* il a observé aussi un accroissement. En 2 mois passés à la mer, ses enfants de troupe ont gagné ce que la moyenne gagnait en 8 mois et ce que quelques-uns d'entre eux mettaient auparavant 1 an à gagner, loin de la mer.

3º *Au point de vue du poids.* Augmentation générale

moyenne de 3 kilos. Si quelques uns ont baissé de poids, c'étaient de jeunes sujets obèses, bouffis, languissants, apathiques ayant de la graisse lymphatique et qui s'étaient simplement débarrassés de cette « mauvaise graisse ».

Chez ceux-ci comme chez les autres, le séjour à la mer avait produit une **augmentation de forces** accusée au **dynamomètre**, une **multiplication** étonnante des **globules rouges** du sang (enregistrée par Malassez et Cazin).

Et **cliniquement** ce bénéfice apporté par la mer se traduisait chez ces enfants par la fermeté plus grande des chairs, la meilleure coloration du teint, le sentiment qu'ils emportaient à leur départ, d'une vigueur nouvelle et très accrue, de tout leur organisme.

2° ACTION DE BERCK SUR LES SUJETS DÉJA MALADES

Les statistiques d'ensemble sont là (et nous en avons déjà parlé) pour témoigner de la supériorité des résultats obtenus à Berck sur ceux qu'on peut obtenir ailleurs.

En cette dernière année 1912, sur plus de 600 tuberculoses externes à tous les stades de gravité, soignées par nous, à Berck, nous n'avons compté que 2 décès soit 0,3 pour cent, au lieu de 4 pour cent de décès accusés (pour les mêmes cas) dans d'autres stations.

Sur plus de 300 tuberculoses du testicule et de l'épididyme que nous avons soignées à Berck depuis 20 ans, nous avons obtenu la guérison, **toujours** — *sans aucune exception* — et cette guérison a été acquise sans opération sanglante, sans mutilation, avec conservation des organes.

Après ces résultats d'ensemble, entrons dans le détail de quelques observations propres à vous édifier sur les guérisons qu'on peut obtenir à Berck.

Première Observation

Il y a 20 ans, un de ces médecins sceptiques à l'endroit de l'efficacité du traitement marin dans les tuberculoses externes (il en était encore quelques-uns à cette époque), m'envoyait de Paris un petit garçon de huit mois, porteur de onze petites gommes scrofuleuses de la peau et du tissu cellulaire sous-cutané, et de spinas ventosas de deux doigts

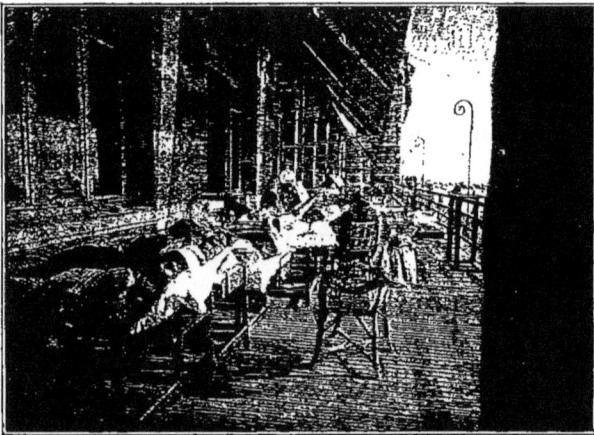

Fig. 17. — Terrasse des adultes sur la plage.
(A l'Institut orthopédique).

de la main gauche, d'une tuberculose suppurée de la dixième côte gauche, et enfin d'un double mal de Pott cervical et dorso-lombaire. De plus, son ventre était volumineux, tendu, douloureux, et son habitus extérieur était lamentablement cachectique.

— Sauvez-le, et je croirai à Berck, m'écrivait brutalement ce médecin !

Pendant plusieurs mois, la mort a continué à planer sur ce berceau ; ce n'est qu'après dix mois de séjour à Berck que s'est dessinée une franche amélioration.

Au bout de 2 ans1/2 de traitement à Berck, les gommes tuberculeuses, les spina ventosa et la carie costale sont guéris, le double foyer vertébral est éteint. Et l'enfant est devenu un beau garçon très vigoureux.

Mon confrère parisien s'est rendu et m'a avoué qu'il croyait à ce Berck qui amène de telles résurrections.

Deuxième Observation

Je voudrais citer aussi l'observation à peu près semblable d'un petit garçon de treize mois habitant une maison de campagne dans les environs de Paris — que m'adressait, il y a 5 ans et demi, un de mes maîtres, professeur à la Faculté.

Ce petit organisme venait d'être envahi par une tuberculose maligne à progrès rapides ; cette tuberculose avait débuté par le squelette du pouce et de l'index droits ; deux fistules s'étaient produites, puis la première phalange du pouce gauche était devenue malade, et depuis quelques jours les os des deux avant-bras étaient atteints de spina ventosa — manifestation singulièrement rare sur les os longs. Enfin l'avant-veille du départ pour Berck étaient survenus sur le tibia droit, du gonflement et de la douleur.

— Je vous le livre, m'écrivait le maître dont j'ai parlé ; je ne compte plus que sur Berck pour arrêter cette tuberculose si maligne qui menace d'envahir à bref délai le squelette tout entier.

20 mois de traitement à Berck ont guéri ces ostéites et transformé le petit moribond en un gros garçon très vigoureux.

Je rappelle que cet enfant venait d'une maison de campagne très confortable, où il semblait se trouver dans des conditions d'hygiène parfaite — mais ce n'était pas la mer !

Troisième Observation

D'un petit village des environs de Lyon m'arrivait, il y a dix-huit mois, une petite fille, qui, à la suite d'un lupus de la narine gauche, venait d'être prise d'une ostéite suppurée des cinq doigts de la main droite et de trois doigts de la main gauche. Des spina ventosa également suppurés venaient d'apparaître au deuxième et au troisième orteil du pied gauche, puis dans le tibia droit, et enfin, elle pré-

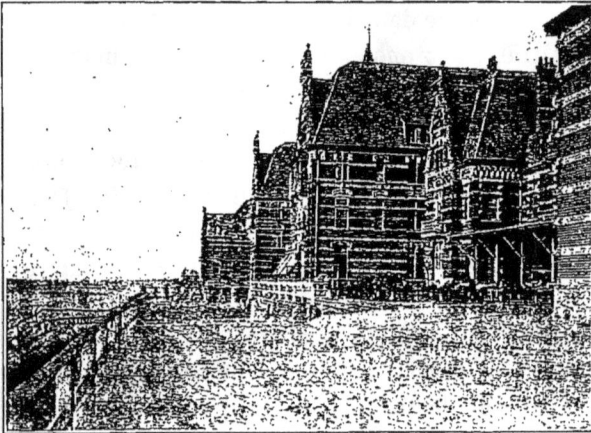

Fig. 18. – Terrasses promenades sur la mer.

sentait un large collier écrouelleux allant d'une oreille à l'autre. Quelques semaines de séjour au bord de la mer ont enrayé cette tuberculose maligne et après un séjour de douze mois, l'enfant a été reprise par ses parents, complètement guérie de ses manifestations bacillaires.

Dans ces 3 cas, la guérison a été obtenue sans aucune opération, par nos traitements conservateurs et surtout par le traitement marin.

Et ce ne sont pas là des exceptions à Berck, mais des observations prises parmi des milliers d'autres tout aussi démonstratives.

Ainsi les malades qui arrivent à Berck peuvent apporter ici l'espoir sûr de guérir ; et ils peuvent se répéter comme une formule magique d'encouragement, les derniers vers de cette chanson anglaise, que nous ne pouvons résister au plaisir de transcrire ici. C'est une espèce de « nursery rhyme », d'un grand charme, simple et naïf, que les débuts de Berck (comme station de traitement des anémiques et des malades), ont inspiré à un auteur anglais d'il y a quelque 40 ans ;

There was an old woman. She dwelt by the sea
And a very good little old woman was she.
She took boys and girls that were sick, for her pleasure,
And told them to search on the beach for a treasure.
If they hadn't the strength so far to repair,
Her wheelbarrow merrily trundled them there.
They paddled, and paddled, and frolicked, and then
Her wheelbarrow trundled them all back again :
« And as to the treasure, my dears, she would say,
« It will be found, sure, to-morrow, if not to-day !
« The treasure of treasures, the wealthiest of wealths
« The jewel of jewels, my darlings, is health ».

En voici la traduction littérale, donnée par Cazin :

Il y avait une fois une vieille femme, elle habitait près de la mer,
Et elle était une vieille femme bien bonne (1).
Elle prit des garçons et des filles qui étaient malades, pour son plaisir,
Et leur dit de chercher sur la plage après un trésor.

1. Allusion à la célèbre « Marianne-toute-seule » qui venait promener sur la plage de Berck des enfants scrofuleux qu'elle s'était fait confier. On s'aperçut que les enfants que cette femme soumettait ainsi à la cure marine, guérissaient mieux et plus vite que les autres. Et c'est ainsi qu'on eut l'idée d'appliquer en grand et méthodiquement ce traitement.

Ils n'avaient pas la force d'aller si loin.
Sa brouette gaiement les roulait jusque là.
Ils pataugeaient, ils barbottaient, ils gambadaient et puis
Sa brouette les ramenait tous de nouveau :
« Et quant à ce trésor, mes chéris, leur disait-elle,
« Il sera trouvé bien sûr demain, s'il ne l'a pas été aujourd'hui.
« Le trésor des trésors, la richesse des richesses,
« Le joyau des joyaux, mes chéris, c'est la santé ».

Berck aussi bon l'hiver que l'été.

Mes plus belles cures, dit le Dr le Marchand, ont presque toutes été obtenues, dans la Manche, pendant les mois les plus froids de l'année.

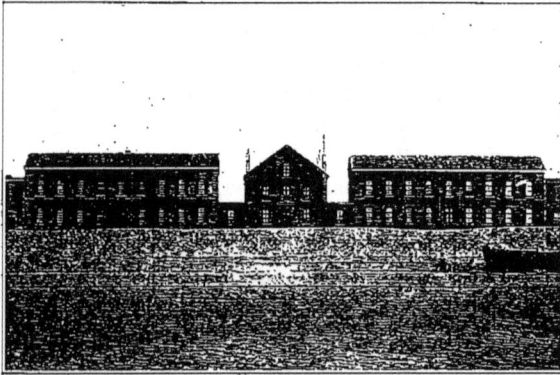

Fig. 19. — Hôpital Rothschild de Berck.
Fondé par le Baron et la Baronne James de Rothschild.

Les statistiques démontrent que le séjour de Berck agit aussi favorablement en hiver qu'en été.

Cazin a même dit : A Berck, un hiver vaut deux étés.

De notre côté, nous avons expliqué qu'il est des enfants dont la nutrition est restée quelque peu languissante ou troublée par des entérites pendant la saison chaude et chez qui, aussitôt l'hiver arrivé, l'appétit a doublé. Il en résulte une amélioration de l'état général qui vient retentir de la façon la plus heureuse sur l'évolution du mal local. C'est ainsi que j'ai vu bon nombre d'enfants bénéficier plus encore de la saison d'hiver que de la saison d'été.

Il est bien entendu que l'hiver comme l'été, par tous les temps, les enfants de Berck vivent constamment sur la plage, ce que permet la température.

Température de Berck

En effet, contrairement à ce qu'on pourrait croire a priori, la température de Berck est agréable et régulière plus qu'en aucune autre région.

En *été*, la température moyenne est de 17°, c'est-à-dire la plus fraîche qu'on observe en France. Tandis que la température moyenne est, à Arras, à Amiens, à Paris, de plus de 20°.

En *hiver*, la température moyenne de Berck reste au-dessus de 5°, comme celle d'Avignon, tandis que celle d'Arras d'Amiens et Paris, en cette saison, est de 2° seulement.

A noter encore qu'à Berck l'on n'observe presque jamais de neige, très rarement du brouillard, et peu de pluie.

Sur la nécessité d'habiter en bordure de mer, sur la plage même

Le Dr Perrochaud, de Berck, avait déjà noté que ses résultats étaient très manifestement plus beaux chez les malades logés en bordure de mer.

Et le Professeur d'Espine, de Genève : « Il y a avantage à ce que le sanatorium maritime soit bâti sur la plage même ».

A notre tour, nous en pouvons apporter la preuve clinique :

L'hôpital Cazin-Perrochaud de Berck avait été primitivement installé dans des locaux situés à 500 mètres de la plage, avant de se trouver dans un bâtiment élevé sur la plage même. Eh bien, nous avons remarqué, et tous nos aides ont remarqué avec nous, que depuis ce transfert, depuis que l'exposition des malades à l'action de l'air marin est devenue plus immédiate et continue, les guérisons des cas les plus graves sont devenues incomparablement plus nombreuses.

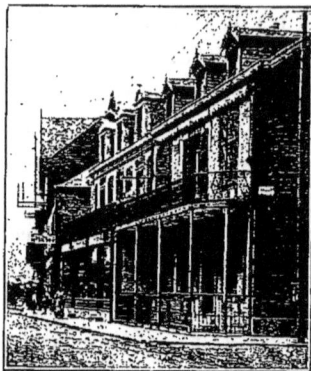

Fig. 20. — Dispensaire Rothschild fondé par
le Dr Baron Henri de Rothschild, (réservé aux malades indigents de Berck).

Le créateur de Berck, le Dr Cazin, avait déjà noté que ses résultats étaient beaucoup moins bons dans ses infirmeries de l'hôpital administratif, (où les enfants étaient à 200 mètres de la plage et dont ils étaient séparés par de très hauts bâtiments), qu'à l'hôpital Rothschild où les infirmeries sont en façade de mer. Et nous avons pu faire personnellement la même remarque lorsque nous avons eu les 2 hôpitaux sous notre direction médicale.

L'Assistance publique de Paris s'est si bien rendu compte

de cette erreur capitale commise dans la construction et
les aménagements des infirmeries de son vieil hôpital que
dans son hôpital nouveau elle a, imitant ce qui était déjà
fait à l'Institut orthopédique ou Institut Saint-François de
Sales, et à l'Hôpital Rothschild, et à l'Hôpital Cazin-Perrochaud, installé ses nouvelles infirmeries le long de la plage.

Et aussi les médecins de Boulogne-sur-mer savent bien
que dans leur « ville haute » les enfants débilités ne bénéfi-
cient point (ou si peu) de la cure marine et qu'il faut, pour
leur assurer ce bénéfice, les installer dans la ville basse,
en bordure de mer.

Déjà à 100 mètres de la limite des flots, par les temps
calmes, on ne sent plus cette « odeur de marée » que donnent à l'air marin tous les principes actifs et bienfaisants
qu'il renferme. Cette atmosphère spéciale pourrait être
appelée « l'atmosphère de cure marine ».

Sans doute, les grands vents venant du large au moment
des tempêtes, font sentir leur action à plusieurs kilomètres,
mais l'air marin avec toutes ses qualités chimiques, n'agit
pleinement et en tout temps que dans une zône d'une cen-
taine de mètres à partir des flots, d'où la supériorité indis-
cutable des établissements en bordure de mer (sans compter
que là seulement existe la possibilité d'installer les bains
de mer chauds, et d'associer pleinement la cure marine à la
cure de soleil (héliothalassothérapie), dans les cas où
cette association est indiquée).

Berck séjour agréable pour les malades, au point de vue moral

A Berck, dit Gausseron, les malades, petits et grands,
se trouvent moralement beaucoup mieux qu'ailleurs,
parce qu'ils s'y trouvent au milieu de personnes semblables à eux ; ils ne se sentent plus « autrement que les

autres » ; ils n'ont pas à souffrir de la pitié curieuse et
blessante du passant de la rue, des visites indifférentes
dont la politesse banale a l'effet d'une cruauté ; ici, la
maladie et l'immobilité sont le fait normal et aussi le
fait principal auquel tout est subordonné ; il semble tout
de suite à l'enfant qu'il n'y ait rien là que de naturel, qu'il
doive en être ainsi et que ce soit le prix à payer pour devenir grand et fort. A la vue de tous les enfants déjà guéris,
l'espoir ferme, la certitude de la guérison anime tous ces

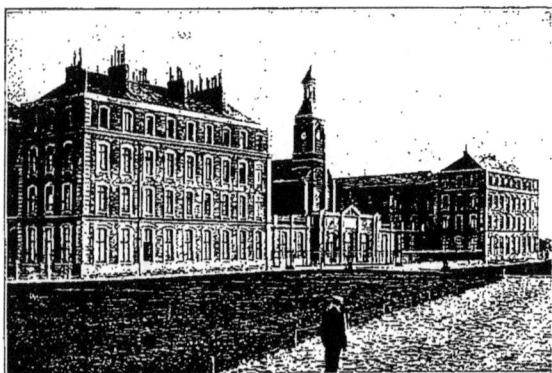

Fig. 21. — Hôpital de l'Assistance publique.
(Réservé aux seuls enfants indigents de Paris).

petits cœurs. Ils savent que ce n'est pas une illusion,
qu'un jour prochain ils pourront quitter Berck eux aussi
guéris intégralement ; et en quelque nouveau milieu qu'ils
aillent, là aussi, ils seront désormais « comme les autres ».

Nous-même avons écrit :

Ce qui fait la supériorité du séjour de Berck, ce n'est
pas seulement que l'air y est plus bienfaisant qu'ailleurs,
mais aussi que les malades en profitent davantage.

Car nos malades de Berck, coxalgiques, pottiques, etc.,
vivent au grand air *du matin au soir en toute saison et par*

3

tous les temps ; et ceci, tout en gardant le repos, tout en restant couchés sur des voiturettes qui les promènent à la plage (fig. 9).

Au contraire que voit-on à la campagne et surtout dans une grande ville ?

On y voit les malades frappés de coxalgie, de mal de Pott, de tumeur blanche, surtout s'ils souffrent tant soit peu, se cacher, se terrer, se calfeutrer dans leur chambre et dans leur lit.

Et cela d'abord pour des raisons matérielles : parce que l'on n'est pas organisé et que l'on ne sait pas s'organiser pour les « sortir » couchés ; l'on n'a pour cela, généralement, ni grand cadre transportable ni voiturette.

Et puis encore, et plus encore, pour des raisons morales : parce que le malade se refuse à sortir, et que ses parents se gardent bien de l'y pousser ; **il ne veut pas se montrer et on ne veut pas le montrer.**

« Voyez-vous, me disait une jeune femme atteinte de mal de Pott, et couchée sur un grand cadre, dans une voiturette, voyez-vous l'émotion que j'aurais soulevée dans les rues de ma petite ville si j'étais sortie dans cet équipage ! A chaque pas, il m'eût fallu subir les remarques et les apitoiements des inconnus, et pis encore... des amies. — Et moi-même, dans cette voiture longue et basse allant au pas, j'aurais cru me promener dans un cercueil ; **partout ailleurs j'aurais été un phénomène ; tandis qu'à Berck...,** « je suis à la mode ».

Berck installé et organisé spécialement pour le bien-être et l'agrément des malades

Ce souci du « confort » et de l'agrément des malades se retrouve partout, à Berck :

Dans les constructions, et leur aménagement ;

Dans les lits à roues, les cadres-gouttières de Berck, les tréteaux permettant de faire vivre les malades au dehors du matin au soir ;

Dans les voitures permettant de promener à la plage les malades couchés : « Voitures de Berck », à formes spéciales, à larges roues pour aller sur le sable, à grandes glaces fixes ou mobiles grâce auxquelles les malades peuvent voir tout ce qui se passe autour d'eux et conduire eux-mêmes s'ils le désirent ; voitures à attelages de couleur

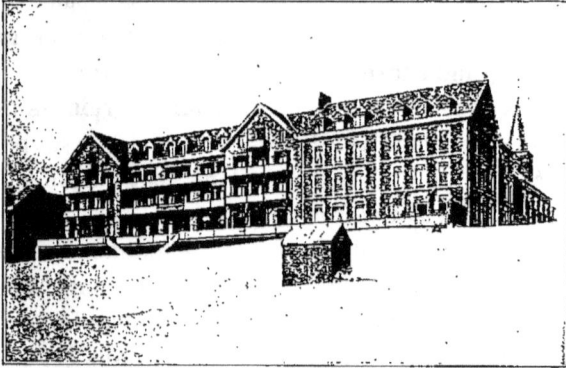

Fig. 22. — Hôpital Cazin Perrochaud de Berck.

bien locale, avec leurs ânes, ou leurs petits chevaux — et qui se réunissent, pour l'agrément des malades, en longues théories, en véritables petits trains, sur l'immense plage ;

Dans les barques de promenade où l'on porte même les enfants couchés sur leurs cadres-gouttières ;

Dans les attractions, distractions, jeux et représentations théâtrales en plein air ; concerts, cinémas, fêtes multipliées à l'intention des malades, courses d'aéroplanes et d'aéro-plages, fêtes de fleurs, etc.

Mais l'on trouve aussi à Berck toutes les ressources désirables au point de vue de l'instruction des enfants (de ceux d'entre eux qui peuvent, sans inconvénient pour leur guérison, se livrer à un travail cérébral et poursuivre leurs études), de même qu'on trouve pour les enfants ou adultes non accompagnés de leurs familles, des organisations spéciales, etc., etc.

En un mot, l'on a tout prévu et réalisé pour donner aux malades petits et grands, — en attendant que leur revienne la santé parfaite — « la joie de vivre ». Utile dulci...

QUELQUES CONSIDÉRATIONS SUR LES ÉLÉMENTS PHYSIQUES ET CHIMIQUES DE LA CURE MARINE

(en particulier à Berck).

1° L'air marin

2° Les bains de mer
- *a)* bains froids dans la mer.
- *b)* bains tièdes dans les « bâches »
- *c)* bains de mer chauds.

3° Les bains de sable sur la plage.
4° L'eau de mer à l'intérieur.
5° Association de la cure marine et de la cure de soleil.

1° L'air marin

Du *Prof. Robin.* — « L'air marin agit : Par sa *densité* qui est au maximum ; ainsi le volume de chaque inspiration contient relativement une plus grande quantité d'oxygène.

Par son *agitation* : les vents ont une influence activante sur les oxydations organiques [1].

Par sa *luminosité* [2], par la puissance de la *radiation solaire* [3] qui contribue à lui donner une action excitante.

1. C'est grâce à ses grands vents si salubres qui purifient son atmosphère que Berck ne connaît point d'épidémies.
2. Les photographes savent très bien qu'à Berck on peut réussir des instantanés beaucoup mieux qu'ailleurs.
3. Du Dʳ Barbier, médecin des hôpitaux de Paris : « Le pouvoir acti-

Par *sa teneur en chlorure de sodium* (A. Gautier), en iode (Duphil), ozone, traces de *silice* (*trouvées dans l'air de Berck par le Prof. Robin*). Ces divers principes et cette silice de l'atmosphère de Berck ont certainement la plus heureuse influence sur la reminéralisation de l'organisme et surtout du système osseux.

La clinique démontre que le climat marin accroît l'ap-

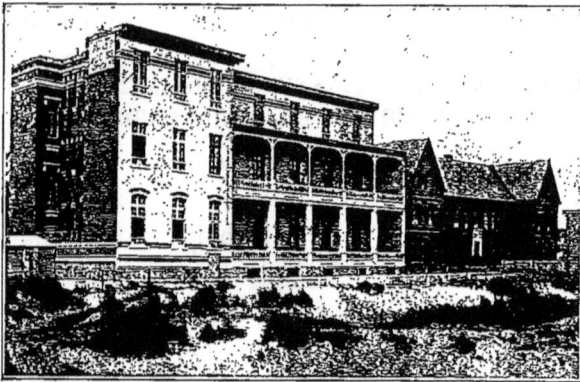

Fig. 23. — Hôpital de l'Oise à Berck.
(Pour les enfants assistés de l'Oise et des autres départements).

pétit, stimule la digestion, augmente la puissance musculaire, accroît le nombre et la valeur hémoglobinique des globules rouges du sang, assure une leucocytose plus active, augmente la consommation d'oxygène et l'utilisation de l'oxygène consommé.

nique (ou guérisseur) des rayons solaires, très développé sur les cimes, atteint son maximum à la mer. L'immense nappe d'eau marine absorbe les rayons caloriques et réfléchit, au contraire, les rayons lumineux, ultra-violets, actiniques.

La luminosité et la radiation solaire si particulièrement intenses de la plage de Berck sont dûes à ce que à cette réflexion de la mer s'ajoute ici la réflexion de cette incomparable surface de sable blanc (de l'immense plage qui mesure plus de 10 kilom. de long, et plusieurs centaines de mètres de large).

Ainsi donc, conclut le professeur Robin :

« *L'observation clinique et la chimie pathologique sont d'accord pour établir la supériorité du climat marin* ».

Les recherches de laboratoire du Prof. Robin et de Binet démontrent que, sous l'influence de la cure marine, il se produit :

1o augmentation des globules rouges du sang ;

2o augmentation dans la consommation de l'oxygène et dans l'utilisation de l'oxygène consommé ;

3o augmentation dans la consommation des matières albuminoïdes par le fait d'une assimilation plus intense ;

4o meilleure évolution intra-organique des matières ternaires, fait capital pour la reminéralisation ;

5o meilleure utilisation des phosphates alimentaires ;

6o une diminution de coefficient de déminéralisation, ce qui est encore favorable à la reminéralisation ;

7o une suractivité des échanges dans le système osseux.

Au total : 1o **Accélération de la nutrition.**

2o **Pouvoir reminéralisateur** puissant des sujets débilités ou lymphatiques.

Les effets multiples du climat marin sur la nutrition générale sont certainement les agents les plus actifs de la reminéralisation organique.

Voilà pourquoi, dit le Prof. Robin, les adénites, les maladies des os et des articulations sont justiciables du climat marin.

La chimie pathologique ne fait que confirmer, en leur donnant la précision scientifique, des observations cliniques qui ne sont démenties par personne, mais au moins n'était-il pas inutile de mettre en relief l'un des motifs intimes de ce consentement universel.

2° Les bains de mer

a) **Dans la mer.**

L'eau de mer, en tant que moyen thérapeutique, agit par sa composition chimique, sa densité, sa température et le mouvement dont elle est animée.

Par ses principes chimiques :

Elle renferme une quantité très appréciable d'iode, de

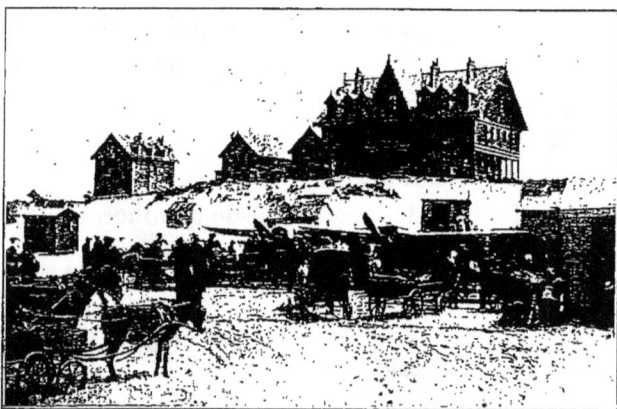

Fig. 24. — Aéroplanes sur la plage de Berck.
(On les voit entre les voitures et la dune).

brome, outre les chlorures et les carbonates de sodium, de magnésie, de potassium, de calcium.

Par ses **qualités physiques** :

Le mouvement incessant de l'eau de mer produit sur le corps un véritable massage et la plus douce et la plus efficace de toutes les douches. A la mer, suivant le mot du Prof. Fonsagrives, les enfants font de l'hydrothérapie sans le savoir, comme M. Jourdain faisait de la prose.

« Le bain de mer donne un coup de fouet à l'organisme,

la circulation locale et générale alanguie se réveille, l'hé-
matose devient plus complète, le sang se vivifie, les diges-
tions sont plus faciles ». (Dr Cazin).

b) **Bains dans les « Bâches » sur la plage.**

Les bâches sont des espèces de petits lacs où la mer, en
se retirant, laisse toujours un peu d'eau. L'eau y étant peu
profonde (10 à 15 cent.) s'y échauffe rapidement aux rayons
du soleil et atteint facilement 25 à 30°.

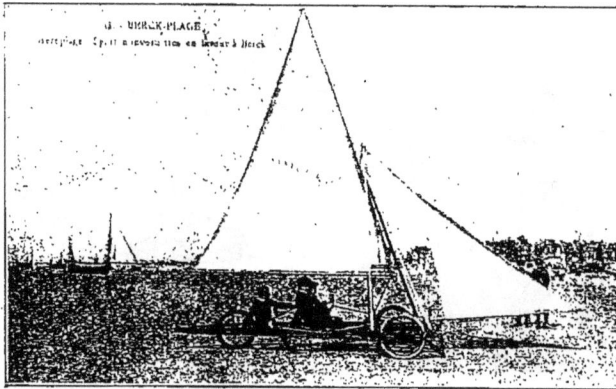

Fig. 25. — Aéroplage, sport très en faveur à Berck.

On y mène les nouveaux arrivés et les enfants trop jeunes
ou trop délicats pour supporter le bain à la lame. Les
autres aussi y jouent, dans l'intervalle des bains pris dans
la grande mer.

On use surtout des bains de bâche au commencement
du printemps et à la fin de l'automne, lorsque la mer est
un peu froide pour permettre le grand bain.

Les Drs Perrochaud et Houzel, de Berck, ont observé
chez plus de 700 malades l'efficacité de ces bains de

bâche. « On voit, disent-ils, les chairs se raffermir, les plaies et fistules se déterger et se fermer rapidement ».

c) **Bains de mer chauds.**

Très utiles : 1° comme moyen de transition ou d'initiation avant les bains froids ;

2° comme moyen unique de traitement dans beaucoup de cas.

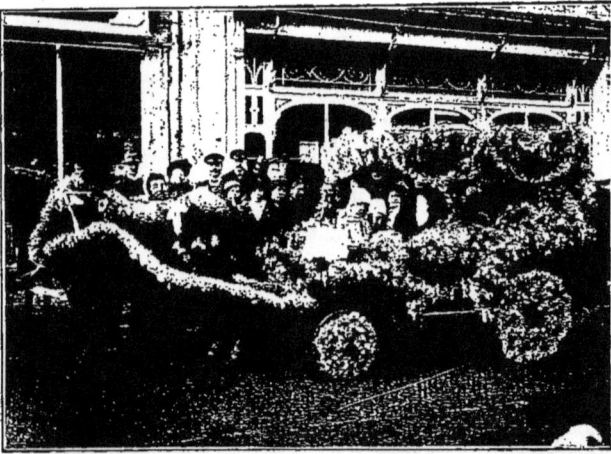

Fig. 26. — Une voiture d'enfant malade décorée pour la fête des fleurs.

Les bains de mer chauds ont l'avantage de pouvoir être donnés par tous les temps et en toute saison. Or, c'est pendant l'hiver, dit Lallemand, qu'il est le plus urgent de lutter contre les maladies chroniques, d'où l'indication d'une saison d'hiver dans un établissement spécial ayant des bains de mer chauds. Les bains de mer chauds nous rendent les plus grands services dans tous les troubles de nutrition, le rachitisme, la scoliose ; et aussi dans la convalescence de la coxalgie et des tumeurs blanches pour rendre la vigueur aux muscles et la souplesse aux articulations.

3° Bains de sable.

Du Dr Cazin, de Berck :

« Le bain de sable ou arénation constitue une forme très active du traitement marin ».

Ce bain de sable peut être général ou partiel.

Les bains se donnent à marée basse. On choisit un endroit situé en plein soleil dans la partie de plage qui a été recouverte par la haute mer de manière que le sable soit imprégné au maximum des principes marins.

On creuse un trou de la (dimension du corps ou du membre malade) et on laisse chauffer par le soleil. Quand le sable est très chaud, on enfouit le membre sous une couche assez faible de sable de manière à permettre au soleil de continuer en partie son action qui s'ajoute ainsi à celle du sable marin.

C'est surtout le bain partiel qui est utilisé à Berck. On voit souvent bon nombre d'enfants enfouis dans le sable jusqu'aux hanches.

En cas de plaies, on interpose, entre le sable et les plaies, un mince pansement protecteur.

4° Eau de mer à l'intérieur.

Le Prof. Hardy appelait l'eau de mer la première, entre toutes, des eaux minérales. A haute dose, elle agit comme purgatif ; à petite dose elle est un excitateur puissant de la nutrition.

Les Drs Perrochaud et Cazin, de Berck, en ont réglé l'emploi.

« D'après mon expérience personnelle, je considère ce médicament si beau, si dédaigné, comme le moyen le plus puissant pour combattre le lymphatisme et la scrofule.

Par malheur, il est discrédité, par son abondance. Si, par impossible, le lit de l'Océan venait à se tarir, et si l'eau de mer se réduisait à 3 ou 4 griffons, les malades viendraient de tous les coins du monde y appliquer leurs lèvres ». Prof. *Fonsagrives* : (Leçons d'hygiène infantile).

Pour l'usage interne, l'eau de mer est recueillie au large. On sait l'emploi fait par Quinton de l'eau de mer pour son

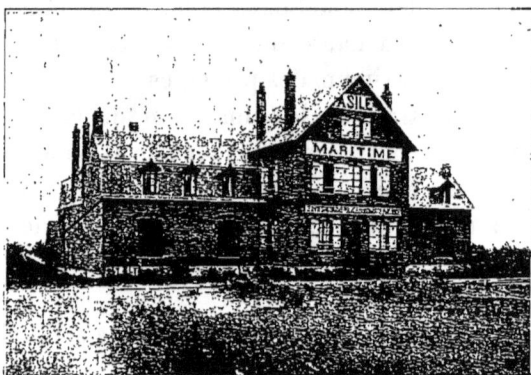

Fig. 27. — L'Asile maritime de Berck.
(Hôpital et hospice des vieux marins de Berck).

sérum marin si bienfaisant dans certaines maladies, en particulier les eczémas rebelles et les entérites des petits enfants.

5o **La cure de Soleil.** — Association de la cure solaire à la cure marine. (Héliothalassothérapie)

A Berck, les enfants ont toujours vécu du matin au soir, à découvert sur cette immense plage nue, et pris (en même temps que des bains d'air et de lumière) des bains de soleil.

Et donc toujours l'on a, plus ou moins consciemment, plus ou moins systématiquement, associé **au traitement** marin la cure solaire, — association appelée par nous héliothalassothérapie.

Un fait depuis longtemps noté, c'est que nulle part, les enfants ne sont aussi *hâlés* qu'à Berck, à cause des actions réunies de l'air salin, des grands vents de Berck, de la grande lumière et du grand soleil réfléchis par la nappe marine et par le sable blanc de la plage.

On voit donc que nous n'avons pas attendu la « vogue » actuelle pour appliquer l'héliothérapie. Il est vrai que certains préconisent exclusivement l'héliothérapie à l'altitude. Or l'héliothérapie, à la mer, donne des résultats encore supérieurs. En effet, comme l'a dit le Dr Barbier, médecin des hôpitaux de Paris, « le pouvoir actinique des rayons solaires très développé sur les cimes atteint son maximum à la mer ». La mer qui absorbe les rayons ultra rouges (caloriques) *réfléchit* les rayons jaunes lumineux et les rayons bleus, violets et *ultra violets* qui sont les rayons actiniques ou guérisseurs.

Tout le monde est d'accord pour dire qu'en règle habituelle, les bains de soleil sont **excellents**, pour l'état **général** des sujets.

Mais au **point de vue local** il est **bien des réserves** à faire. Les bains de soleil bons contre certaines lésions, sont mauvais contre certaines autres. A côté de leurs avantages, ils ont leurs contre indications, et même leurs **dangers**, quelquefois très graves, sur lesquels nous nous expliquerons très nettement un peu plus loin, dans le chapitre du traitement local des tuberculoses externes (voir p. 61 à p. 65).

DEUXIÈME PARTIE

TRAITEMENT LOCAL
DES
MALADIES QU'ON SOIGNE A BERCK

1° LES TUBERCULOSES DES OS, DES ARTICULATIONS, DES GANGLIONS
(COXALGIE, MAL DE POTT, TUMEURS BLANCHES, ADÉNITES, ETC.)

Nécessité d'un bon traitement local

La mer, c'est entendu, oriente les tuberculoses externes vers la guérison infiniment mieux que tout autre traitement général. Mais conclure de là que la mer suffit à elle seule pour guérir les tuberculoses externes serait l'erreur la plus complète et la plus funeste.

Pour assurer la guérison et une bonne guérison, il faut au traitement général associer un traitement local conduit par un spécialiste exercé, et c'est le cas des médecins de Berck.

Nous avons deux objectifs à poursuivre :

1° guérir.

2° guérir sans tare ni marque et sans incapacité fonctionnelle.

1° La guérison. — A ce premier point de vue, il reste un très grand nombre de sujets que la mer est impuissante à guérir toute seule, en particulier ceux qui ont des tuberculoses suppurées, lesquelles entrent pour moitié dans le chiffre total des tuberculoses externes.

Autrefois coxalgies et maux de Pott suppurés se terminaient par la mort, *même à la mer*. — Si maintenant ils se terminent par la guérison, c'est qu'aujourd'hui l'on possède des méthodes de traitement local souverainement efficaces, tandis qu'autrefois l'on n'en avait que de mauvaises.

Or, ces méthodes modernes de guérison, c'est aux médecins de Berck ([1]) qu'on en doit la découverte ; c'est grâce à eux et par eux que s'est accomplie, dans ces 20 dernières années, la **révolution** si profonde et si bienfaisante qui a changé du tout au tout le **pronostic** et le **traitement** de toutes les **tuberculoses externes** et en particulier des coxalgies et des maux de Pott. — la plus profonde peut-être et la plus bienfaisante des révolutions qu'on ait jamais observée en thérapeutique [2].

1. « C'est dans cette localité, (a écrit l'une des plus hautes autorités médicales de notre époque, le professeur Robin), c'est à Berck qu'a pris son essor l'école nouvelle, dont M. Calot est le chef et dont les principes éminemment conservateurs sont observés tous les jours par un nombre sans cesse grandissant de praticiens et cela pour le plus grand bien des malades atteints de tuberculoses externes. Comment pourrait-il en être autrement quand M. Calot montre qu'il guérit par des traitements les plus anodins, mais poursuivis avec persévérance, des malades qui étaient jusqu'à ce jour soumis aux opérations les plus terribles, aboutissant peut-être à un soulagement passager, mais les laissant souvent infirmes ? ».

Pour juger « l'œuvre de Berck » pas un Maître n'était plus qualifié que l'auteur du livre admirable sur « *Le traitement de la tuberculose interne et de la tuberculose externe* », 1 vol. in-8° de 640 pages, par le Prof. Robin, 1912, chez Vigot éditeur, 23, Place de l'École de Médecine, Paris, 8 fr.

2. « Mais qui s'en doute ? Qui en profite ? Personne ou presque personne. — Demandez-donc dans un milieu médical : quel est le plus grand progrès accompli en thérapeutique infantile depuis 20 ans? Tout le monde vous répondra : *la guérison du croup par le sérum*. Personne ne vous dira qu'il était des maladies beaucoup plus meurtrières que le croup, à savoir : la coxalgie et le mal de Pott suppurés, car elles tuaient 99 fois sur 100,

Ce sont les médecins de Berck qui sont venus dire, il y a quelque 20 ans :

« La chirurgie a fait fausse route dans le traitement des tuberculoses externes. Jusqu'ici, sous le couvert de l'antisepsie, on les a traitées par l'opération sanglante. Eh bien ! c'est justement la doctrine contraire qui est la vraie :

Pour ces malades, le bistouri, voilà l'ennemi. »

L'on ne doit jamais les opérer, car une coxalgie ou un mal de Pott fermés se guérissent toujours dans un bon milieu comme celui de Berck. Ouverts, c'est-à-dire opérés, ils ont 100 fois moins de chances de guérir. Et cela s'explique par la pénétration des germes septiques qui viennent du dehors s'associer au bacille tuberculeux jusqu'alors isolé. L'observation et l'expérience clinique ont démontré que du fait de ces associations microbiennes, la gravité du mal se trouve non pas doublée, mais centuplée peut-être.

Ce que nous avons exprimé dans ces 2 formules que nous voudrions voir gravées au frontispice de tous les hôpitaux :

« Aux tuberculoses fermées, la guérison sûre — Ouvrir les tuberculoses, c'est ouvrir une porte à la mort ».

« La tuberculose n'aime pas le bistouri qui guérit rarement, aggrave souvent et mutile toujours ».

Cette question de la valeur comparative du traitement sanglant et du traitement conservateur de la tuberculose externe mérite de nous arrêter un instant.

---

tandis que le croup, avant le sérum, guérissait bien 50 fois sur 100 ; non seulement plus meurtrières que le croup, mais aussi plus fréquentes. Personne ne vous dira que ces maladies peuvent être guéries aujourd'hui 99 fois sur 100, c'est-à-dire beaucoup plus sûrement que le croup qui tue encore, malgré le sérum, 15 à 20 fois sur 100. Personne ne vous le dira, et c'est pourtant la vérité ». (Extrait d'une conférence faite à l'hôpital Beaujon, par le Dr Calot, « Sur le devoir des médecins en présence des tuberculoses externes », Avril 1913.

Voici ce que nous en disions tout récemment dans une conférence :

L'insuffisance et le danger des opérations sanglantes
(dans la tuberculose externe)

La formule d'il y a 25 ans (au lendemain de la double découverte du bacille tuberculeux et de l'antisepsie), c'était qu'on **pouvait** et qu'on **devait** opérer, sans retard, toutes les tuberculoses externes, comme on fait pour la pustule maligne et le cancer.

Or, cette conception est fausse ; tous les médecins renseignés le savent aujourd'hui. La tuberculose n'est nullement comparable au cancer : elle guérit sans opération, pourvu que le malade soit soumis à un bon traitement général, et au traitement local que nous dirons plus loin.

L'opération sanglante, la plus précoce et la plus large, ne peut jamais enlever ici la totalité du mal puisque le chirurgien ne peut absolument rien contre les ganglions lymphatiques, péribronchiques et périintestinaux, que nous savons exister presque toujours (9 fois sur 10), dans le cas de tuberculose osseuse ou articulaire. La guérison de ces ganglions viscéraux ne peut être obtenue, évidemment, que par un bon traitement général, et surtout par le traitement marin.

Mais même dans le cas d'une tuberculose superficielle, par exemple une glande du cou, l'opération sanglante ne sera jamais complète ; car, même ici, elle laissera toujours en place les longs vaisseaux lymphatiques infectés qui vont de la lésion originelle (du cuir chevelu par exemple, ou d'une dent cariée), jusqu'au ganglion malade.

En enlevant celui-ci, on a ouvert et laissé ouverts ces vaisseaux lymphatiques qui vont semer des bacilles dans un terrain jusqu'alors indemne, lequel, avivé par le bistouri et la curette, est éminemment favorable à leur éclosion : d'où, après les opérations sanglantes, des récidives sur place, qui ne sont pas rares, ou même des colonisations ou généralisations tuberculeuses. Ce risque d'inoculation postopératoire, nous ne voulons pas l'exagérer, mais on ne peut plus le nier aujourd'hui après les observations si frappantes qui en ont été publiées.

A l'inverse des opérations, le traitement conservateur (traitement marin et injections dans le foyer malade) guérit toutes les tuberculoses externes, pourvu, cependant, qu'elles soient fermées, en d'autres termes, pourvu que le bacille reste isolé ; car, lorsque ce foyer a été ouvert ou s'est ouvert, lorsque, par cette porte, les micro-organismes du dehors (staphylocoques ou streptocoques) ont pu venir s'associer au bacille tuberculeux, la gravité du mal se trouve changée du tout au tout.

Et c'est là une deuxième notion capitale à donner à tous, qu'il y a un **abîme** au point de vue de leur gravité entre les tuberculoses fermées et les tuberculoses ouvertes, entre un abcès froid fermé et un abcès froid ouvert. C'est donc une faute très grave, parfois irréparable, d'opérer les tuberculoses externes.

Mais qui s'en doute ? Tous les parents, dès que s'annonce (par la rougeur et l'amincissement de la peau) la suppuration, n'ont qu'une pensée, c'est de hâter l'ouverture de cet abcès par tous les moyens, en particulier par des applications de cataplasmes, ou bien de faire appel au bistouri des médecins, à la lancette du ventouseur ou de la sage-femme, qui vont, d'un cœur léger, commettre la faute énorme d'inciser ces abcès.

Si l'on en réclame l'ouverture, c'est en vertu du vieil

4

adage *ubi pus ibi evacuâ* ; car on ne fait aucune distinction, bien entendu, entre l'abcès chaud (par exemple, un
furoncle ou un anthrax) et l'abcès froid tuberculeux. Or,
cette distinction est capitale; et, pour l'abcès froid, l'adage
latin est menteur.

On ignore partout, dans le monde, que, si l'ouverture
d'un abcès chaud est chose bonne, puisqu'elle donne immédiatement issue à tous les microbes qui l'ont produit,
au contraire l'ouverture d'un abcès froid (ou tuberculose
suppurée, ce qui est tout un) est désastreuse, parce qu'elle
donne entrée à d'autres microbes qui viennent du dehors
s'associer au bacille tuberculeux (lequel n'est jamais
complètement éliminé de la paroi de la poche malgré
cette incision) ; et ainsi centupler la virulence de l'infection
produite par le bacille seul.

Ainsi donc, pour un abcès chaud, l'ouverture laisse s'é-
couler le poison au dehors ; pour un abcès froid, ou tuberculose suppurée, elle l'introduit dans l'organisme.

Le traitement moderne des tuberculoses suppurées

— Mais alors, direz-vous, comment guérir, sans les
ouvrir, les abcès froids et tuberculoses suppurées dont
l'ouverture est imminente ?

Oh ! c'est bien simple, aujourd'hui, pour nous médecins, qui savons, par des ponctions faites avec une aiguille
capillaire et un petit aspirateur, vider l'abcès et injecter
ensuite, à la place du pus évacué, un liquide médicamen-
teux. Celui-ci, laissé en place, va modifier, assainir et
guérir la paroi tuberculeuse de l'abcès froid (toujours en
vase clos, sans pénétration possible d'aucun germe étranger, car le très petit orifice de l'aiguille à ponction se
ferme aussitôt que celle-ci est retirée).

Bien mieux, dans les cas où le pus vient d'un os ou d'une articulation, ce liquide injecté va remonter de l'abcès jusqu'à la source du pus, de sorte qu'il aura non seulement guéri l'abcès, mais encore tari cette source du mal.

Et ainsi s'obtient, sans ouverture de la peau, la guérison des tuberculoses suppurées ; elle s'obtient radicale et complète en quelques semaines. Donc, que les parents sachent bien que leur devoir, aussitôt qu'ils auront vu la peau recouvrant la collection rougir un peu, leur devoir urgent est de courir chez un médecin compétent pour lui demander de **ponctionner** cet abcès. Et si, par extraordinaire, il se trouvait encore de par le monde un médecin qui, au lieu de ponctionner voudrait opérer ou inciser cet abcès froid, les parents auraient le devoir de s'y refuser obstinément et d'aller chez un autre médecin qui, lui, ponctionnerait leur enfant. Mais ce qu'il faut recommander aussi aux parents, c'est de ne pas venir trop tard ; car si la peau est déjà trop rouge et trop mince, si sa vitalité est déjà trop compromise, le médecin ne pourra plus, toujours, empêcher l'éclatement de la peau.

Voilà pour le cas de tuberculose suppurée.

Mais dans le cas de tuberculose dure, les parents ne doivent pas attendre non plus pour aller au médecin, qui saura, par des injections dont nous avons donné la formule, guérir aussi ces tuberculoses dures, sans jamais recourir à l'opération sanglante.

Et les guérisons qu'on obtient ainsi, des deux variétés de tuberculoses, par nos traitements conservateurs, sont infiniment plus nombreuses et plus sûres que celles obtenues par les opérations sanglantes d'autrefois. Nous pouvons en témoigner, nous qui opérions les tuberculoses il y a vingt-cinq ans et qui, depuis vingt ans, ne les opérons plus jamais.

Mais que dire de la **qualité** de la guérison !

Avec le bistouri, elle ne va jamais sans mutilation.

Dans les cas « heureux » où l'opération a « réussi », où l'on a évité le risque d'infection septique et d'inoculation tuberculeuse, voici à quel prix la guérison est acquise.

Si l'opération porte sur les os et les articulations, c'est au prix d'une impotence, d'une difformité ou d'une boiterie; si elle porte sur une glande du cou, c'est au prix d'horribles marques, de stigmates persistants. L'opération laisse forcément une cicatrice tantôt rouge, turgescente, « chéloïdienne », tantôt gaufrée, de couleur blafarde, mais toujours très disgracieuse et indélébile.

Tandis que le traitement conservateur, appliqué à temps, bien appliqué, appliqué dans un bon milieu (comme celui de Berck) nous donne, presque toujours, des guérisons sans mutilation et sans tare, des guérisons intégrales.

Et voilà les bilans des méthodes opératoires et des méthodes conservatrices. — Au total, voici **quel sera le traitement local** des tuberculoses externes.

a) Si la **tuberculose** est **suppurée**, on fera des **ponctions** et des **injections**, moyennant quoi on l'empêche de s'ouvrir et on la guérit.

b) Si la **tuberculose** est *dure* et *sèche*, on fera des **injections**, (dont nous avons donné la formule[1]), pour en **assurer et hâter** la résorption ou la fonte, et après la fonte, on ponctionnera.

c) Enfin, si les tuberculoses sont arrivées **fistuleuses**, même alors, on ne les opèrera pas.

1. Dans notre *Orthopédie indispensable aux Praticiens*, p. 164, 7ᵉ édition, chez Maloine, éditeur, Paris.

Quelques observations de fistules tuberculeuses

Obs. I.— Voir fig. 28 et 29. — Paul B... de Lyon, 35 ans, commerçant, nous avait été envoyé par son frère médecin, pour une tumeur maligne ulcérée de la partie antérieure du genou et de la jambe, résistant à

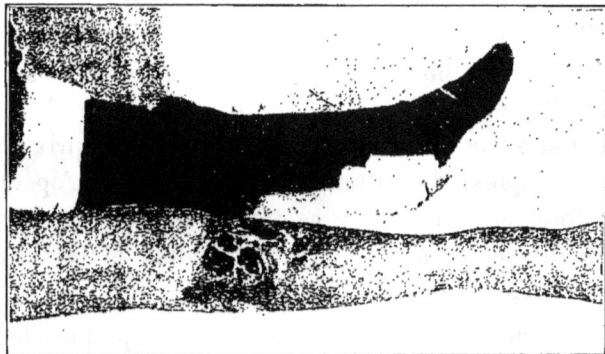

Fig. 28. - Vieilles ulcérations tuberculeuses du genou et de la jambe prises pour une tumeur cancéreuse. Etat du malade à l'arrivée à Berck.

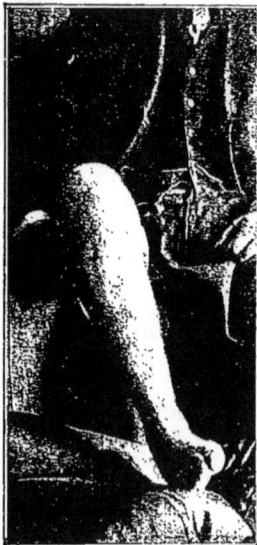

Fig. 29. — Le même (Voir fig. 28) 8 mois après — intégralement guéri par notre traitement (voir obs. ci-jointe dans le texte).

tous les traitements des médecins les plus autorisés, et aux séjours de plusieurs stations minérales et thermales dont le malade avait essayé vainement depuis plus de 2 ans.

L'on avait beaucoup hésité et discuté sur la nature de cette tumeur ulcérée qui à l'arrivée du malade à Berck présentait toutes les apparences d'une tumeur cancéreuse.

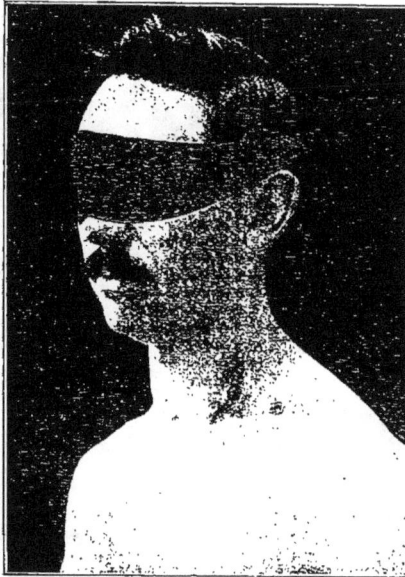

Fig. 30. — Vieilles fistules du cou — État du malade au moment de son arrivée à Berck (voir l'observation dans le texte).

Et l'examen radiographique au lieu de dissiper les doutes, les avait accrus, et faisait pencher plutôt pour le diagnostic de cancer.

La suppuration était abondante et très fétide.

Enfin nous avons pu affirmer le diagnostic de tuberculose de par l'examen bactériologique de ce pus.

Taritement (à Berck) : Applications locales de notre poudre et de notre pâte à fistules, et traitement marin.

La guérison a été obtenue en 8 mois. — Voir fig. 29. Cette guérison est parfaite depuis 3 ans. — Le genou qui avait perdu ses mouvements

(on avait parlé aussi de tumeur blanche), a recouvré son fonctionne-
ment normal. (v. fig. 29).

Obs. II voir fig. 30. — Gabriel de T,.., 24, industriel. — Fistules du
cou, suite de tuberculose des ganglions. — Fistules déjà anciennes ayant
résisté à tous les traitements avant l'arrivée du malade à Berck.

Or ce malade a été guéri (voir fig. 31) après 5 semaines de traitement

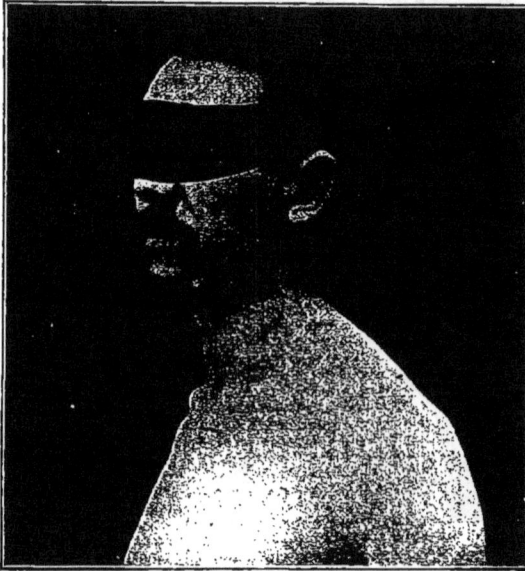

Fig. 31. — Le même guéri à Berck en 5 semaines par le traitement
marin et notre traitement.

à Berck. Le traitement local a consisté en application de notre poudre
et de compresses imprégnées de notre pâte pour fistules.

On remarquera sur la fig. 31 que ce malade ne conserve qu'un mini-
mum de marques.

Jamais une opération sanglante n'aurait donné une guérison aussi
belle que celle obtenue par notre traitement conservateur. Cette opération sanglante, au cas assez improbable où elle aurait guéri ces fistules,
aurait sûrement laissé des marques cent fois plus visibles que notre traitement.

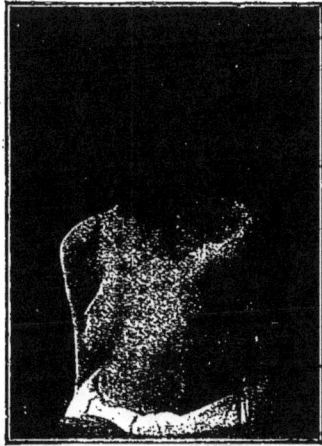

Fig. 32. — Blanche D..., 17 ans.
Épaule criblée de fistules, suite de tumeur blanche.
(voir les 3 fig. suivantes).

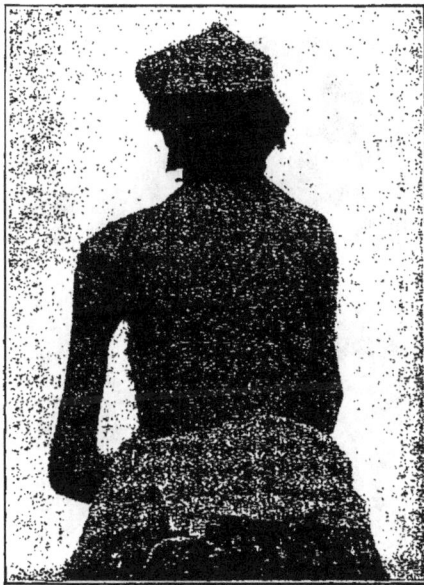

Fig. 33. — La même, vue de dos (à son arrivée à Berck).

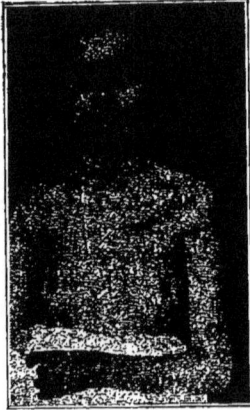

Fig. 34. — La même, après guérison complète.

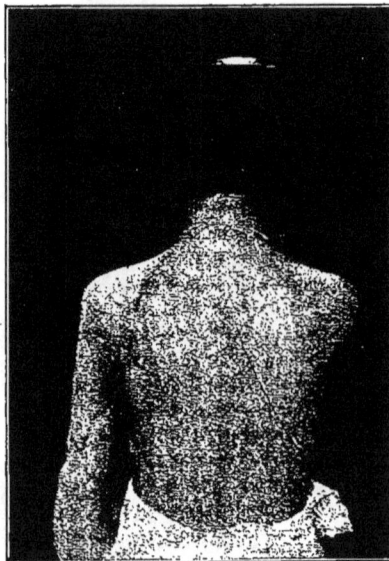

Fig. 35. — La même, après guérison (vue de dos).

Traitement des fistules tuberculeuses

Deux cas peuvent se présenter :

1° Si la lésion est superficielle (tuberculoses cutanées, spina ventosa, etc.), on emploie des topiques divers et les traitements physiothérapiques, rayons X, air marin, soleil, etc. (héliothalassothérapie).

2° Si les fistules sont symptomatiques de lésions osseuses et articulaires profondes, et pourvu qu'il ne s'agisse pas d'infection trop avancée de l'organisme, on emploie les injections de pâtes (que nous faisions, il y a dix-huit ans déjà, c'est-à-dire dix ans avant Beck de Chicago) [1].

Voici encore un exemple, entre plusieurs milliers, des belles guérisons de fistules qu'on obtient à Berck avec ces traitements ([2]).

OBSERVATION III. — *Onze fistules (par ostéite de la jambe et du pied) existant depuis vingt-et-un ans et guéries à Berck en dix mois.*

Etienne K...., de Paris, 33 ans, portait depuis l'âge de 13 ans, au cou de pied gauche, un immense foyer tuberculeux ayant envahi progressivement la jambe et le pied.

Les os étaient malades depuis la partie moyenne de la jambe jusqu'aux orteils. Sur cette large surface s'ouvraient onze fistules, au moment où je l'ai vu pour la première fois.

L'écoulement qui se faisait par toutes ces fistules était devenu plus abondant depuis quelque temps : le repos forcé dans une habitation de Paris, l'inappétence, l'abondance de la suppuration, avaient affaibli ce malade d'une manière si inquiétante que tous les chirurgiens consultés avaient été unanimes à déclarer que le seul moyen de sauver la vie était d'amputer la jambe, laquelle, d'ailleurs, ne pourrait jamais guérir ; un médecin radiographe n'avait-il pas dit au malade : « Ce n'est plus de la subs-

1. Nos injections de pâtes ont sur celles de Beck le double avantage de ne produire, en aucun cas, ni rétention ni intoxication.

2. Voir dans le « Monde Médical » n° du 25 novembre 1913 : *Le traitement des fistules tuberculeuses*, par le Dr Calot.

tance osseuse que vous avez là, dans votre jambe et votre pied, ce n'est que de la bouillie ! ».

Le danger était immédiat et pressant. Encore quinze jours d'attente, avait-on déclaré, et il serait trop tard ; l'on prit date avec la famille pour l'opération ; ce serait le mardi.

Le lundi, la veille, je suis appelé en consultation à Paris et je fus d'avis, contre tous mes collègues, de ne pas consentir au sacrifice de la jambe

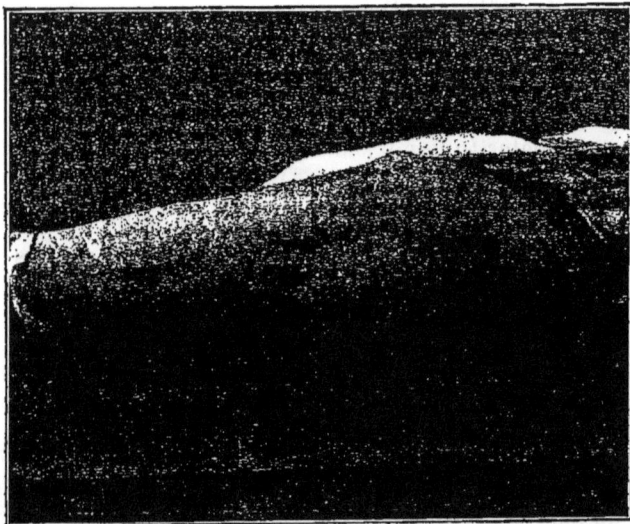

Fig. 36. — Fistules de coxalgie ; ces fistules, vieilles de 1 an 1/2, ont été guéries par 6 injections de notre pâte, dans l'espace de 2 mois.

avant d'avoir fait une tentative sérieuse, patiente et longue, de conservation. Et je concluais en disant : « Si, dans un délai moral que nous nous serions fixé à nous-même, après dix ou douze mois par exemple de cette tentative sérieuse de conservation, l'on n'arrive pas à un résultat satisfaisant, je souscrirai à l'amputation, mais pas avant ». Je promets au surplus qu'en attendant nous ne perdrons rien ; que l'état général ou local ne peut que s'améliorer par notre traitement, et que, si le sacrifice du membre doit être fait après ces efforts si persévérants, la jambe sera désinfectée, au moins partiellement, et le malade aura sûrement une force de résistance physique plus grande qu'à l'heure actuelle. Mes collègues main-

tinrent leur point de vue et ripostèrent que cette tentative de conservation allait retarder ou même compromettre une guérison que, seule,
l'amputation pouvait amener !...

L'accord ne put se faire entre nous.

Mais voilà que, nous partis, le malade déclara nettement vouloir suivre
mon avis, se raccrochant désespérément à cette planche de salut qui lui
permettait, sinon d'éviter, tout au moins de reculer l'amputation tant
redoutée.

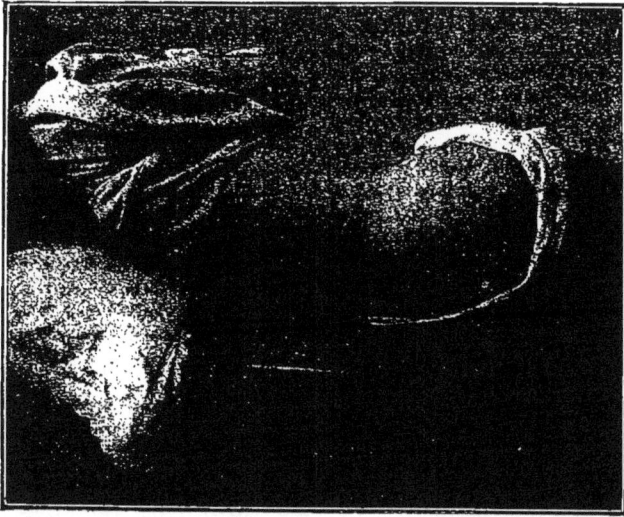

Fig. 37. — Fistules de mal de Pott guéries en 4 semaines avec nos pâtes.

Il se fit transporter à Berck le surlendemain, condamné dans sa déter-
mination, je le répète, par tous mes collègues et même par sa famille.

Traitement à Berck : repos en position assise dans une petite voiture ;
vie continue à la plage. Pansements quotidiens et, tous les quatre jours,
une de nos injections à la créosote iodoformée, glycérine et naphtol
camphré.

Cinq mois plus tard : grande amélioration de l'état général ; mais, je
devais me l'avouer, pas de résultat local appréciable.

Nous étions au sixième mois de ce traitement, lorsque je crus aper-
cevoir, enfin, une petite amélioration des plaies fistuleuses. Et, en effet,
un peu après, deux fistules (sur onze) se fermaient.

Au septième mois, une autre se cicatrisait, le mois suivant quatre, puis encore trois. Au début du dixième mois, il n'en restait qu'une.

Dès ce moment, j'étais assuré de conduire le malade à la guérison. Celle-ci fut obtenue dix mois et demi après le début du traitement.

Cette guérison complète, définitive, dure aujourd'hui depuis plus de onze ans. Depuis plus de onze ans, ce malade vaque à son travail fatigant, va et vient avec son pied qui, massé depuis, a recouvré non seulement de la force, mais encore de la souplesse, avec ce pied et cette jambe dont le médecin-radiographe avait dit, on ne l'a pas oublié, la veille du jour fixé pour l'amputation : « Ce n'est plus des os que vous avez là, mais de la bouillie ».

La valeur des bains de soleil comme traitement local des tuberculoses externes

(Indications et contre-indications)

Les bains de soleil sont aujourd'hui à la mode. Eh bien ! à l'encontre de quelques-uns, j'estime que c'est une **erreur grave et dangereuse** de croire ou de laisser croire que l'héliothérapie est le seul ou même le véritable traitement local des tuberculoses externes.

Et ce sentiment — dût cela surprendre quelques confrères mal informés — est partagé par beaucoup de ceux-là mêmes qui ont le plus pratiqué ce mode de traitement.

Malheureusement (et bien entendu sans aucune complicité de leur part, et même, j'en suis sûr, malgré eux), il s'est formé peu à peu sur la question de la valeur de l'héliothérapie un courant d'idées erronées qui a finalement abouti aux plus grossières hérésies, et déjà, hélas ! fait dire et même fait commettre bien des sottises !

N'est-il pas des chirurgiens, que je pourrais nommer, qui en sont venus jusqu'à dire : « Nous pouvons maintenant opérer les tuberculoses externes impunément ; car la fistule laissée par l'opération, le soleil la guérira. En d'autres termes. le soleil réparera nos fautes ! » Quelle aberration !

On a vu encore mieux, ou pis :

A la suite d'un article peu explicite, sur l'héliothérapie, paru récemment dans un de nos périodiques, il s'est rencontré des médecins pour croire que des gibbosités pottiques avaient été redressées par leur simple exposition au soleil (je l'ai entendu de mes oreilles), et que donc maintenant le soleil « buvait » les bosses ! ! !

Cette fantaisie fera sourire tous ceux qui ont une once d'esprit critique, comme ont dû sans doute sourire les auteurs de ces belles cures soi disant obtenues sans aucun moyen mécanique. Cela fait sourire, — mais quel danger pourtant de donner prise, par des écrits trop peu précis, à d'aussi absurdes interprétations ! (¹)

Et dans quelles erreurs, aux pires conséquences, peuvent tomber demain les médecins qui suivraient au pied de la lettre l'avis de ceux qui considèrent l'héliothérapie comme la panacée des tuberculoses externes. La déduction qu'ils en vont tirer, je le crains, c'est qu'un pottique se promenant tout nu au soleil guérira mieux que celui dont le dos reste immobilisé dans un bon plâtre, ou bien encore qu'un mal de Pott avec abcès par congestion ouvert (soit par le chirurgien. soit spontanément) mais exposé au soleil. guérira mieux et plus vite que le mal de Pott dont l'abcès sera soigneusement ponctionné, mais non soumis localement à l'héliothérapie.

A ceux là je veux apprendre — puisqu'ils paraissent l'ignorer — que les médecins qui ont le plus appliqué la « cure

---

(1). Un médecin connu n'a-t-il même pas écrit qu'un petit malade atteint de coxalgie avec **destruction complète de la tête du fémur**, ayant été soumis pendant 6 mois à la cure solaire, avait été guéri intégralement, *sans raccourcissement ! !* — Non, non, pas cela ! au nom du simple bon sens !

de soleil », déclarent très honnêtement qu'ils ont dix
fois plus de décès chez les malades qui leur arrivent
avec des fistules que chez les autres (Prof. Bardenhauer
et les médecins suisses) — et ils ont écrit très loyalement :
Nous sommes tout à fait de l'avis de M. Calot lorsqu'il
proclame qu'ouvrir les tuberculoses ou les laisser s'ouvrir, c'est ouvrir une porte à la mort. Le dogme fonda-
mental, en dehors duquel trop souvent il n'y aura pas de
salut, reste donc et restera toujours : qu'il ne faut jamais
produire ni se laisser produire de fistules.

Après cela vais-je soutenir que l'héliothérapie ne peut
rendre aucun service ? Certes non ; voilà qui est bien loin
de ma pensée ; mais sachons au juste ce qu'elle vaut !

1° Comme traitement général :

Elle est, comme nous l'avons dit, l'un des trois éléments (grand air, lumière et soleil) de ce traitement général qu'on doit et peut faire partout et qu'en réalité on fait
partout.

A Berck nous y ajoutons, bien entendu, l'appoint extrêmement précieux des bains de mer, des bains de sable,
des bains d'air marin.

Jusque là nous sommes tous d'accord pour dire que,
en règle générale, l'héliothérapie (comme l'aérothérapie
et la photothérapie) est excellente pour l'état général.

2° Comme traitement local :

Mais au point de vue local la clinique impose bien des
réserves. Bonne (à la manière des rayons X) pour les tuberculoses superficielles (spina ventosa des doigts, des
orteils et ulcérations de la peau), la cure de soleil est généralement inefficace ou même nuisible pour les fistules
profondes de coxalgie ou de mal de Pott. Cela ressort

non seulement de nos observations, mais aussi de celles d'autres médecins (parmi lesquels le Dr Cayre, de Berck) qui ont la plus vaste expérience de l'héliothérapie et qui, après en avoir été les enthousiastes partisans, reconnaissent aujourd'hui sa valeur négative dans un trop grand nombre de cas.

Je n'ai pas besoin de dire ici comment agit l'héliothérapie. — Je rappelle simplement que la peau n'est pas perméable aux rayons ultra violets qui sont les rayons thérapeutiques. Sous l'influence des radiations solaires, il se produit bientôt un pigment qui est un écran venant renforcer encore cette action de la peau et arrêter les rayons. Il est dès lors étrange, comme l'a fait remarquer le professeur Nogier de Lyon, qu'on parle d'**action profonde** de l'ultra-violet.

Et voici maintenant, de par l'observation clinique, ce qui fait le danger de l'héliothérapie dans les cas de fistules profondes : Sous l'influence des radiations solaires, les orifices fistuleux peuvent se fermer rapidement, c'est vrai ; mais comme cette fermeture se produit bien avant la guérison de ce foyer profond, l'on enferme le loup dans la bergerie ; c'est-à-dire les germes septiques existant presque toujours dans ces trajets fistuleux. Et alors, ou bien l'on aura raison des accidents par un drainage, et la guérison aura été simplement retardée, ou bien ce drainage n'aura pas suffi et l'on aura compromis définitivement cette guérison en déclanchant tous les phénomènes classiques de la rétention du pus et des résorptions septiques, fièvre vespérale, intoxication générale, albuminurie et dégénérescence viscérale.

Ce ne sont pas là des vues de l'esprit. Nous avons été appelé plusieurs fois auprès de malades ainsi soumis à l'insolation, et qui, loin d'avoir profité de cette cure faite pourtant par des chirurgiens exercés, en avaient souffert gravement, et même nous pourrions citer un cas de mort (chez un coxalgique fistuleux) survenue non pas malgré le soleil comme certains seraient tentés de le dire, mais à cause de lui ([1]).

Cela n'était peut-être pas inutile à dire, et nous avons voulu mettre les choses au point.

Dans la thérapeutique locale des tuberculoses externes il y a un principe qui prime tout, c'est celui de la non ouverture du foyer tuberculeux.

Ce dogme reste debout aujourd'hui comme hier, malgré tout le bruit qui s'est fait autour de l'héliothérapie, médication très séduisante certes et bien faite pour se vulgariser promptement dans le grand public, mais médication insuffisante dans un trop grand nombre de cas, à laquelle on ne doit donc demander que ce qu'elle peut donner. C'est un adjuvant, et rien de plus. Comme la radiothérapie à laquelle nous l'avons déjà comparée, elle a ses limites et aussi ses contre-indications ; elle a même ses dangers qui peuvent être mortels.

Et maintenant revenons à la comparaison des

Pronostic ancien et pronostic actuel

DES GRANDES TUBERCULOSES OSSEUSES, ET EN PARTICULIER DE LA COXALGIE ET MAL DE POTT

Il y a 40 ans, le prof. Gosselin portait cet arrêt terrible : « Les coxalgiques et les pottiques meurent tous ou presque tous » de fistules, ou méningite, ou généralisation tuberculeuse.

Et aujourd'hui ?

Eh bien, aujourd'hui on ne meurt plus de ces maladies.

1. Nous reviendrons prochainement sur ce sujet.

Et voici comment les médecins de Berck ont supprimé
les 3 risques de mort que nous venons d'indiquer.

1° **Nous évitons les fistules** en n'opérant plus (et depuis
déjà 20 ans), les tuberculoses externes et en n'ouvrant plus
jamais les abcès froids (que nous savons guérir maintenant
par de simples ponctions).

2° **Nous évitons la méningite**, en ne faisant plus (et depuis
déjà 15 ans), de redressements brusques des déviations
d'origine tuberculeuse, mais seulement des redressements
doux et progressifs.

3° **Nous évitons** la **généralisation tuberculeuse** en faisant
vivre tous ces malades au grand air de la mer, à la lumière,
au soleil, au lieu de les laisser confinés comme autrefois
dans des chambres ou des salles d'hôpital.

Et voilà pourquoi la coxalgie et la tuberculose des vertèbres, ces grandes « tueuses d'enfants » dont le nom seul
faisait trembler les mères, ne tuent plus aujourd'hui !

Vous connaissez maintenant les grands principes du
traitement *local des tuberculoses externes* : principes for-
mulés par nous à Berck pour la 1re fois il y a 20 ans, et aujourd'hui acceptés par tous les médecins renseignés, dans
le monde entier.

Ainsi donc, examiné du 1er point de vue, celui de la guérison du malade, le rôle d'un bon traitement local nous
apparaît capital pour assurer et hâter cette guérison.

Voici maintenant son rôle au 2e point de vue, celui de

La qualité de la guérison

Ici le traitement local est presque tout. Cette qualité
de la guérison, c'est le médecin, seul, qui peut l'assurer.

Lui seul saura prévenir ou corriger les déviations et les tares esthétiques et fonctionnelles.

Ce n'est que par un traitement local très attentif et très habilement conduit qu'on guérira les maux de Pott sans bosse, les coxalgies sans boiterie, les tumeurs blanches sans ankylose, les adénites du cou sans cicatrices ni marques.

L'idéal est, évidemment, la réunion de ces deux facteurs : 1° Le *traitement marin, et* 2° *les soins d'un médecin très com-pétent.* Et c'est dans cette union que se trouvent la raison et le secret de ces guérisons merveilleuses qu'on a sur-nommées les « miracles de Berck ».

Encore faut-il, pour que soient possibles ces guérisons intégrales, que les malades soient traités assez tôt, avant que les os ne soient détruits — d'où la nécessité d'un **diagnostic précoce** et d'un **traitement immédiat.** Mais si cette double condition est remplie, il est certain que l'on peut obtenir à Berck un chiffre de guérisons atteignant 99 %.

A la montagne, notre méthode conservatrice (sans opération) donne 78 p. 100 de guérisons et 4 à 5 p. 100 de décès, ce qui représente déjà un bien joli progrès sur les résultats du traitement opératoire. Et si ces résultats sont, comme on voit, très sensiblement inférieurs à ceux que nous obtenons à Berck, cela tient, en partie, à ce que l'air marin (avec sa teneur en iode, brome, silice, etc.), est pour ces maladies, plus bienfaisant que l'air de la mon-tagne, mais cela tient aussi, j'en suis convaincu, à ce que nos méthodes sont appliquées à la montagne avec moins de rigueur qu'à Berck.

COXALGIE

Ici le premier chapitre du traitement est le **repos dans la position couchée.**

Pourquoi ce repos complet? Parce qu'il est bien évident

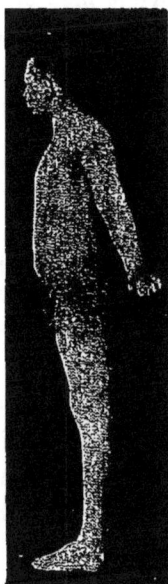

Fig. 38. — Enfant guéri de
coxalgie gauche, Pierre R.,
de Paris, qui m'avait été
envoyé à Berck par mon
maître, M. Jalaguier.

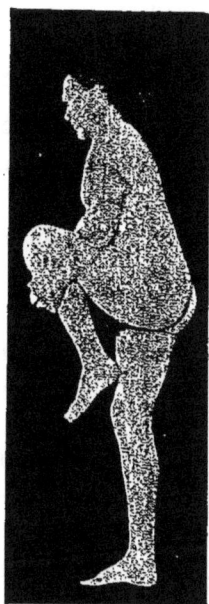

Fig. 39 — Le même. On voit
qu'il a recouvré la totalité
des mouvements. Il peut
fléchir à angle aigu la cuisse
guérie.

Ces photographies ont été prises trois ans après la guérison.

que la pesée du tronc pendant la station debout, pendant la marche, sur ces os ulcérés et ramollis, ne peut que précipiter fatalement leur destruction et leur effondrement, et c'est ce qui a lieu, en effet, dans les pays comme l'Angleterre et l'Allemagne, où on laisse marcher ces malades. On n'y peut obtenir que des guérisons médiocres et à longue échéance.

Le plus sûr moyen d'empêcher l'effondrement des os, et d'obtenir de **belles** et **promptes guérisons**, c'est de mettre les malades au **repos** dans la position horizontale.

Rassurez-vous, loin d'être jamais pénible cette position assure à tous les malades **le plus parfait bien être**. Et cela se comprend aisément, car le repos supprime toutes les douleurs plus ou moins latentes, plus ou moins conscientes, que la marche, au contraire, et l'exercice, entretiennent ou réveillent à chaque instant.

Une courte visite à Berck apprendrait à tous les parents que, contrairement au préjugé trop répandu, ces malades ne dépérissent ni ne s'ennuient jamais dans cette position. Bien au contraire ; et la première chose qui frappe tous nos visiteurs c'est la bonne mine rebondie et l'**entrain** et la gaieté folle de tous ces enfants étendus sur leur cadre.

Et cette courte visite apprendrait aussi combien, grâce à ces cadres, il est facile de concilier, même dans les milieux les plus modestes, ces deux indications premières du traitement : **vie en plein air** et **position couchée**.

Il suffit, pour cela, de porter ces cadres chaque matin au dehors et de les rentrer chaque soir.

A Berck, affaire d'ambiance, affaire de suggestion exercée par les sujets déjà guéris sur les malades « nouveaux » ; il n'est pas un seul de ces nouveaux qui ne se mette très gaiement dès l'arrivée à ce régime commun de la position couchée. Et pas davantage ils n'hésitent à accepter soit une extension continue, soit un appareil plâtré, car les « anciens » de Berck leur ont appris que ces **traitements** qui sont les **plus efficaces** sont aussi les plus agréables.

Ici, dans la coxalgie, c'est seulement dans le cas de douleurs assez vives que nous usons du plâtre qui calme mer-

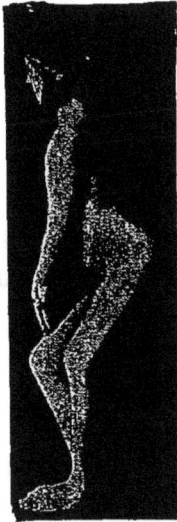

Fig. 40. — Spécimen de coxalgie grave. — Ankylose en mauvaise attitude depuis 4 ans, deux abcès dans la cuisse et la fesse.

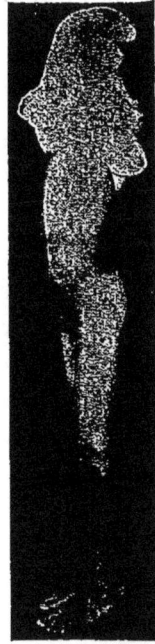

Fig. 41. — Le même guéri après 1 an de traitement. La guérison des abcès a été obtenue en 3 mois avec des ponctions et injections.

La déviation si grave a été corrigée sans opération sanglante par des appareils plâtrés successifs.

La guérison se maintient depuis 11 ans. Ce jeune homme marche actuellement sans boiterie. — Il vient de se marier.

veilleusement ces douleurs. Dans tous les autres cas, surtout pour les enfants très surveillés, nous préférons l'extension continue qui sauvegarde, mieux que le plâtre, la conservation des mouvements de la hanche et la vigueur des muscles : le plâtre pouvant, à la longue, enraidir un peu la jointure et atrophier les muscles.

L'extension continue donne donc un résultat plus parfait que le plâtre.

Mais il reste encore un grand nombre de cas où le repos, l'extension continue, le plâtre — même employés au début — ne suffisent pas à empêcher l'usure des os de la hanche.

Et nous pouvons faire plus et mieux. Nous avons un moyen d'assurer davantage et de hâter la guérison du coxalgique, c'est de faire dans la hanche une série d'injections, comme nous le faisons très couramment dans l'arthrite tuberculeuse du genou et dans les abcès froids. Ces injections nous permettent d'augmenter beaucoup les chances que nous avons de sauver les os de la hanche du risque de destruction qui les menace.

Voici plus de quinze ans que nous avons donné la formule et la technique de ces injections, que le professeur Lannelongue est venu, après nous, préconiser à son tour dans le traitement de la coxalgie.

Avec les injections, la durée du traitement sera réduite de plus de moitié, mais surtout la guérison sans raccourcissement et sans boiterie, la guérison intégrale, sera la règle, tandis qu'avec tous les autres traitements elle est l'exception.

Et ainsi l'histoire du traitement de la coxalgie pourrait s'écrire en 3 lignes :

1re période, celle où *l'on ouvrait les abcès* : on mourait de la coxalgie.

2e période, celle où *l'on ponctionne les abcès* : on finit par guérir, mais au prix d'une infirmité.

3e période, celle *du diagnostic précoce et des injections immédiates* : on guérit vite et l'on guérit sans boiterie et sans tare.

(Voir Conférence faite à l'hôpital Beaujon (service du prof. Robin) sur le *Traitement de la coxalgie,* par le Dr F. Calot, dans le « Journal des Praticiens du 14 mars 1908).

Les considérations qui précèdent s'appliquent, de tous points, aux traitements des tumeurs blanches, (genou, cou de pied, etc...) et cela se comprend, car la coxalgie n'est en réalité que la tumeur blanche de l'articulation de la hanche.

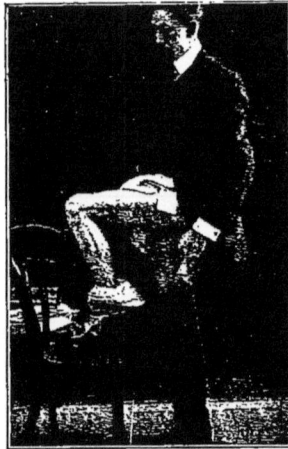

Fig. 42. — Tumeur blanche du genou guérie avec tous les mouvements (traitée par nos injections).

Dans tous ces cas, les mêmes traitements conservateurs permettent d'arriver à des guérisons intégrales[1], pourvu toutefois que le malade ne nous soit pas arrivé trop tard.

Le moyen le plus sûr et le plus prompt d'atteindre et d'éteindre le foyer tuberculeux de la jointure, c'est d'y injecter des liquides modificateurs de la tuberculose.

1. Voir traitement préventif et curatif des ankyloses (Congrès de chirurgie, 1898), par le Dr Calot.

Le traitement local de choix d'une arthrite tuberculeuse est celui des injections articulaires. Plusieurs milliers de

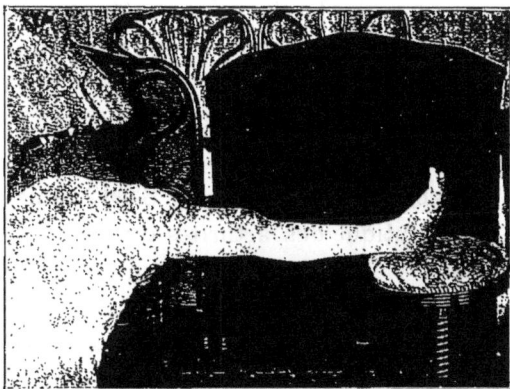

Fig. 43. — Exemple d'une vieille ankylose complète du genou, opérée et guérie par nous La malade peut maintenant mettre à volonté sa jambe dans l'extension et dans la flexion (voir fig. 44).

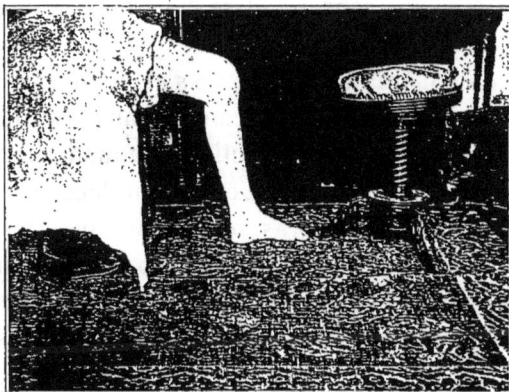

Fig. 44. — La même ankylose osseuse du genou (guérie par une opération). La malade, ou plutôt l'ex-malade, peut fléchir la jambe presque à angle droit.

guérisons, par nous obtenues avec cette méthode, nous permettent d'affirmer que c'est le traitement qui donne les résultats les plus constants, les plus rapides et les plus beaux.

Voici, par exemple, la statistique intégrale des tumeurs blanches soignées, par cette méthode, à l'hôpital Cazin, de Berck, pendant une période de 10 années : Sur 311 tumeurs blanches (du genou, du pied et du bras) nous avons obtenu à tous coups la guérison, — une très bonne guérison, — et dans l'espace moyen de 8 à 12 mois.

Notre thérapeutique des arthrites tuberculeuses se peut résumer ainsi : vie continue au grand air de la plage, injections articulaires, repos de la jointure.

Ce précepte du repos nécessite, pour les arthrites du genou et du pied, la position couchée ou tout au moins la position assise, dans un cadre spécial (transporté au dehors chaque matin et rentré chaque soir) ; tandis que le repos pour les arthrites des bras sera suffisamment assuré par un pansement ouaté et une écharpe, et se concilie très bien avec la liberté d'aller et venir.

Quant à l'appareil plâtré, on ne s'en servira, soit au bras soit à la jambe, que temporairement dans le cas de douleurs vives ou à la période des injections, laquelle dure environ 2 mois ; on le retire ensuite et on le remplace par un simple pansement ouaté pour le bras, on y ajoute, pour les arthrites du genou, l'extension continue. L'on sauvegarde ainsi beaucoup mieux (qu'avec le plâtre permanent) le retour des mouvements dans l'articulation et la vigueur des muscles du membre. — En d'autres termes, on assure davantage, ainsi, l'intégralité de la guérison.

Jusqu'à ces 20 dernières années, le mal de Pott avait

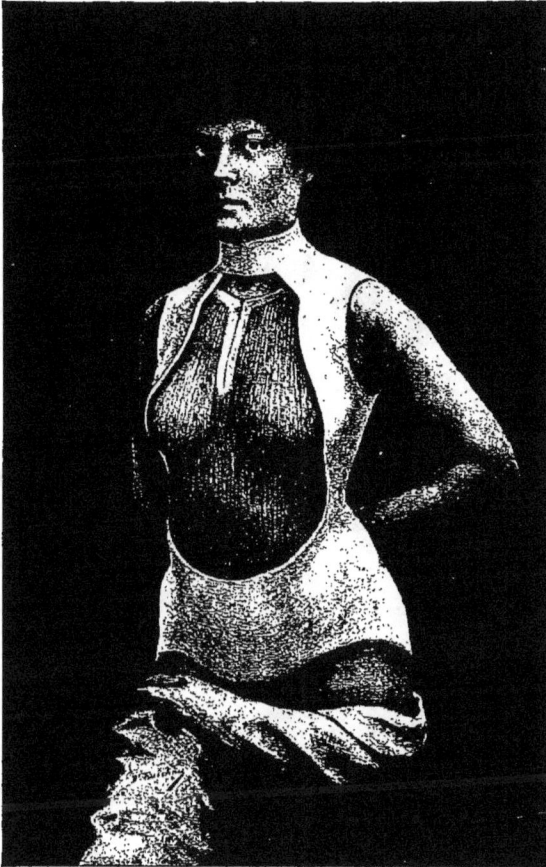

Fig. 45. — Un corset plâtré pour mal de Pott.

comme aboutissant une bosse ou la mort — celle-ci souvent plus enviable que celle-là !

Aujourd'hui, le mal de Pott a cessé d'être la maladie

terrible entre toutes. Il aboutit à la guérison, à une guérison, presque toujours, intégrale.

C'est à Berck (nous sera-t-il permis de le rappeler ?), qu'a été accomplie cette révolution thérapeutique.

La gibbosité a cessé d'être incurable depuis le jour (24 décembre 1896) où nous avons présenté à l'Académie de

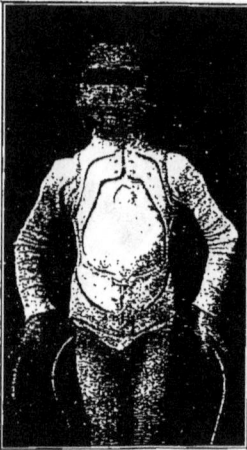

Fig. 46. — Corset de celluloïd pour mal de Pott.

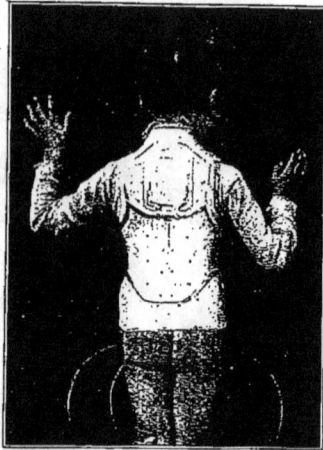

Fig. 47. — Le même, pour montrer la fenêtre dorsale et le volet.

Médecine des pottiques redressés par une méthode nouvelle et personnelle.

On a commencé par nier, à grands cris, cette possibilité de guérir les gibbosités. Mais, au-dessus des objections théoriques paraissant les mieux étayées, il y a les faits qui démontrent cette possibilité et qui sont de 2 ordres :

1° Les *radiographies* d'enfants redressés, montrant que la soudure osseuse s'est produite entre les corps vertébraux.

2° Les *observations cliniques* d'enfants redressés qui demeurent droits, sans corset.

Mais ce n'est pas seulement le pronostic de la gibbosité qui a été changé, c'est encore le pronostic des deux autres grands symptômes du mal de Pott : l'abcès et la paralysie.

Si nous regardons derrière nous, pour mesurer le chemin parcouru depuis 15 à 20 ans, dans ce traitement du mal de Pott, voici ce que nous voyons :

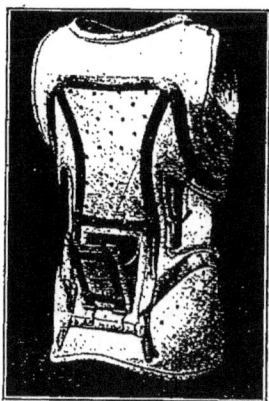

Fig. 48. — Corset avec volet ouvert pour faire la compression ouatée sur la gibbosité. On referme le volet par-dessus le dôme de ouate.

Les abcès dans le mal de Pott, c'était alors l'ouverture (la fistule) et la mort ! La paralysie était généralement incurable. Quant à la gibbosité, parlons-en ! Non seulement elle était incurable, mais encore elle était sacrée, intangible et « tabou » ! Malheur à celui qui aurait osé y porter la main et chercher à la guérir. Nous en pourrions dire quelque chose...

Et aujourd'hui ! Aujourd'hui la guérison est assurée, intégrale et constante, pourvu que ces malades n'arrivent pas trop tard.

Les abcès et la paralysie du mal de Pott sont guéris régulièrement sans aucune opération, — la paralysie par l'application d'un grand plâtre fait dans la tension du rachis, et les abcès par la méthode des ponctions.

La gibbosité non seulement peut être évitée, mais aussi complètement effacée, si elle n'est pas trop ancienne, car en ce cas l'on ne peut plus tout. Mais on peut encore tout au moment où l'on nous montre d'ordinaire ces malades, quelques mois à 1 an après l'apparition visible pour tous de la gibbosité.

Et notre méthode actuelle de redressement est tellement bien réglée et simplifiée qu'elle est aussi sûrement bénigne qu'efficace. Elle ne comporte plus **aucune opération**, elle consiste simplement dans l'emploi d'un corset, avec fenêtre dorsale permettant la compression douce et progressive du segment vertébral saillant au moyen de feuilles ou carrés d'ouate superposés. On renouvelle de temps en temps cette compression (tous les 15 jours par exemple), et cela sans enlever le plâtre, donc sans traumatisme et sans fatigue pour les malades.

Les vertèbres rentrent peu à peu dans le rang et le dos redevient droit, — si bien qu'on peut dire qu'il est aujourd'hui plus simple et plus bénin de redresser un dos que de redresser une hanche ou un genou.

Ainsi donc un bon corset (en celluloïd et mieux en plâtre) suffit.

Mais ce corset est indispensable pour assurer la guérison.

L'on a bien essayé de s'en passer. Il est des chirurgiens qui ont tout fait pour cela, voulant avant tout plaire aux parents et sacrifier au préjugé de certains d'entre eux contre le corset plâtré.

Il nous faut montrer l'erreur de ces praticiens.

Nécessité de l'appareil plâtré pour assurer
un bon traitement du mal de Pott

Pourquoi pas le repos seulement ? nous a-t-on dit.

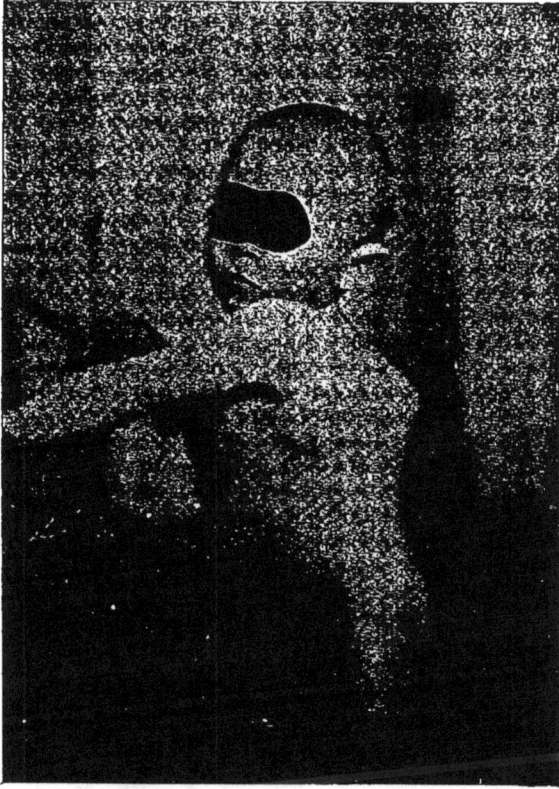

Fig. 49. — Abel L., rue des Récollets, Valenciennes. Gibbosité
à l'arrivée à Berck à l'âge de 4 ans, (voir la fig. 50 montrant
l'enfant redressé).

Pourquoi pas une gouttière Bonnet, ou le « cadre » avec
ou sans extension.

Pourquoi ?... Tout simplement parce que ces autres trai-

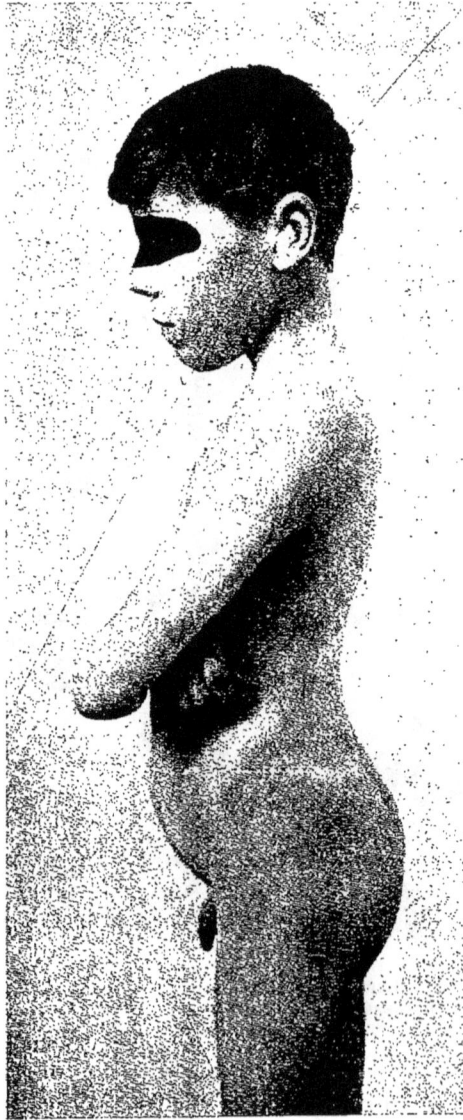

Fig. 50. — Le même redressé, 8 ans après. Le petit relief est produit par les omoplates, et non par la colonne vertébrale (voir fig. 49).

6

tements sont trop souvent infidèles et insuffisants. Parce qu'ils donnent trop de mécomptes, en particulier chez les enfants.

Voici, sur le *repos simple,* le jugement de Lannelongue :

« On voit dans le mal de Pott la gibbosité se produire et s'augmenter malgré le décubitus horizontal. Je pourrai citer un nombre respectable de faits cliniques dans lesquels la gibbosité a continué de s'accroître malgré le décubitus assez rigoureux et de longue durée. »

Et quand à la *valeur* des *gouttières* : « J'ai vu, a dit un autre chirurgien de Berck-sur-Mer, des gibbosités naître et se développer dans les gouttières ». Et Lannelongue de même : « On retire souvent de la gouttière des enfants difformes ».

Ces citations me dispensent d'apporter les observations personnelles de nombreux malades que j'ai pu voir, soignés ailleurs par ces moyens, et chez qui s'était produite une gibbosité plus ou moins volumineuse.

Dès le début du mal, à la période des douleurs et de la raideur du tronc, l'appareil est nécessaire, afin d'empêcher la formation de la gibbosité imminente.

Il est facile de comprendre que le **repos seul n'y suffit pas. On n'y pourra réussir d'une manière sûre que par un grand plâtre** qui maintiendra bien exactement les deux segments du rachis.

Qu'on n'hésite donc pas à l'appliquer immédiatement.

L'hésitation est d'autant moins permise que ce traitement par le plâtre n'est pas seulement de beaucoup **le plus efficace** ; mais qu'il est encore, en y regardant bien, le **plus simple et le plus pratique pour tous** : parents, malades et médecins.

Les autres traitements : gouttières, cadres à extension, lits spéciaux, lits plâtrés, etc., corsets en coutil avec dé-

cubitus sur une planche, *malgré leur apparence de sim-
plicité*, sont, tout compte fait, beaucoup plus compliqués,
plus difficiles à appliquer et à surveiller et bien **moins,
agréables** pour les enfants que le **corset plâtré,** qui, une
fois le buste bien maintenu, laisse une certaine liberté,
une certaine sécurité dans les mouvements autorisés.

Et puis et surtout, la grosse raison, encore une fois,
c'est que ces autres traitements donnent des **résultats** *beaucoup moins certains* et **moins constants** que le plâtre.

Et cela est encore plus vrai lorsqu'existe déjà une
gibbosité [1].

C'est comme si l'on voulait soigner les fractures sans se
servir du plâtre. Comparaison rigoureuse, puisque le mal
de Pott est une véritable solution de continuité, une **fracture** (pathologique) du rachis, déjà produite ou très imminente, avec déplacement des fragments, et tendance
marquée au chevauchement. On peut bien arriver à la rigueur, — en se donnant 100 fois plus de mal, — à se passer de plâtre dans une fracture de membre, mais en
défaisant et **refaisant** les **bandages plusieurs fois par jour,**
en secouant sans cesse le foyer de la fracture, ce qui est
déjà fâcheux pour une fracture ordinaire, mais ce qui est
particulièrement grave dans un mal de Pott : car ici il s'agit
de *tuberculose,* et tout traumatisme, *(choc* ou secousse) est
un *danger d'inoculation* et de *généralisation tuberculeuse.*

Et que d'autres avantages à l'emploi du corset plâtre !

1. Pour les tuberculoses des membres, il est des raisons d'éviter le
plâtre aussi souvent que possible. Ici, pour le dos, ces raisons n'existent
pas. Car si le plâtre favorise (un peu) l'ankylose des 2 ou 3 vertèbres
malades, c'est tant mieux. Les 22 autres articulations de l'épine dorsale
suppléeront très facilement et très complètement les articulations en-
raidies, — ce qui n'est pas aux membres : une hanche ou un genou en-
raidis ne peuvent être suppléés suffisamment par aucune autre articulation. Et, par contre, la guérison du dos est plus solide avec le plâtre
que sans lui.

Par exemple les garanties qu'il nous donne contre les se-
cousses de toux d'une bronchite ou d'une coqueluche !
Nos religieuses de l'hôpital Cazin (de Berck) étaient autrefois à l'hôpital administratif où elles soignaient leurs pot-

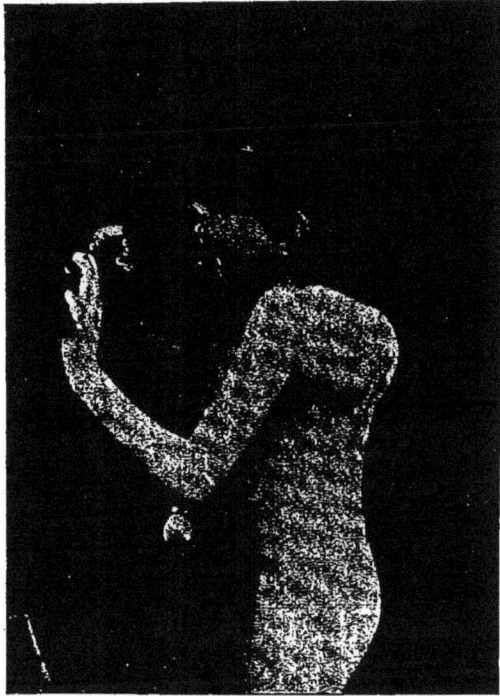

Fig. 51. — May O., Londres. Gibbosité datant de quatre ans.
(voir fig. 52, la même enfant).

tiques sans plâtre, avec des bandes et des gilets de toiles,
en les assujettissant à des cadres. Elles nous ont dit cent
fois : « Ces enfants non plâtrés, s'ils contractaient une
coqueluche, succombaient tous ! » Aujourd'hui avec leur
plâtre nos pottiques « font leur coqueluche, sans accroc,
tout comme des enfants normaux ».

Et personnèllement nous connaissons au moins 2 cas
d'enfants ayant un mal de Pott de la région cervicale, *non*

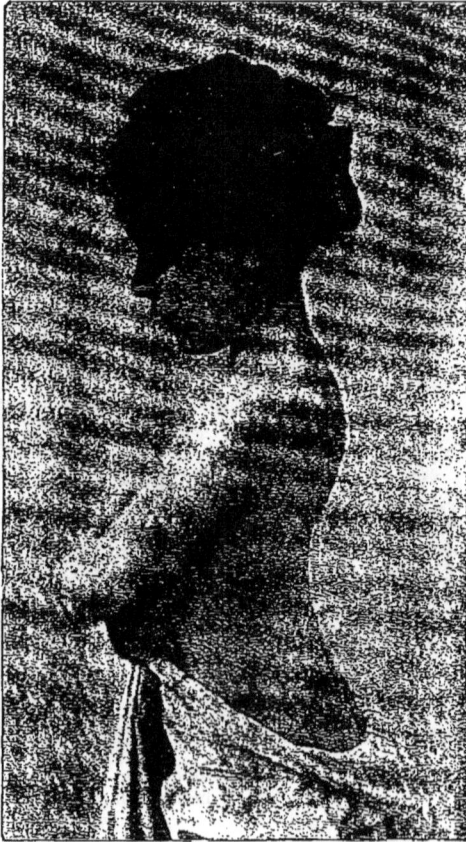

Fig. 52. — L'enfant de la figure précédente, cinq ans après
le début du traitement.

plâtrés, morts subitement, dont la mort nous paraît devoir être attribuée à ce qu'ils n'étaient point plâtrés et à ce
que — circonstance très aggravante — sous prétexte de
cure solaire, on les retournait sur le dos et sur le ventre

une ou plusieurs fois par jour avec une imprudence qui frise l'inconscience.

Conclusion : Comme fracture signifie plâtre immédiat, de même mal de Pott doit signifier corset plâtré, pour tout médecin éclairé et prudent. Il serait même facile de soutenir que le plâtre est beaucoup plus indispensable dans le mal de Pott avec gibbosité, — c'est-à-dire avec déjà un déplacement des fragments, — que dans les fractures traumatiques ordinaires où peuvent ne pas exister, ni ce déplacement ni même une tendance au déplacement, et où, en tout cas, l'absence de plâtre offre beaucoup moins de dangers.

Se passer de plâtre dans le mal de Pott, ce serait un progrès ? ! Oui, ce qui s'appelle, en français : un **progrès**... au **rebours** !

(ou tuberculoses des doigts et des orteils).

Les règles du traitement sont ici les mêmes que pour les autres lésions tuberculeuses des os.

Le traitement d'un spina ventosa doit s'inspirer de ce constant souci d'esthétique : sauvegarder l'intégrité de la peau et surtout la forme des doigts.

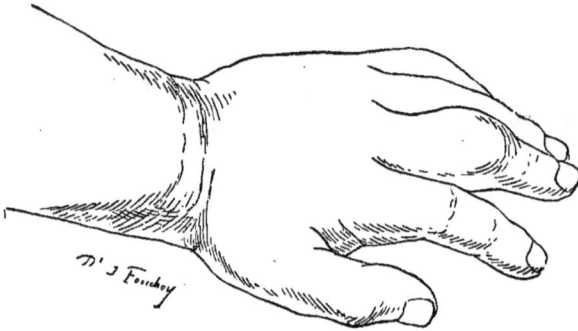

Fig. 53. — Spina ventosa de la 2ᵉ phalange du doigt du milieu.

Et donc **pas d'opérations**, (ni résection, ni curettage, ni grattage), qui ne vont jamais sans mutilations petites ou grandes : cicatrices vicieuses, raccourcissements, déviations des doigts, hélas ! impossibles à dissimuler.

Je connais bien des jeunes femmes pour qui ces difformités digitales, suites d'opérations, sont une cause de profonde tristesse.

Quel sera donc le traitement ?

a) Si le spina ventosa est fermé, l'attaquer par des injections discrètes (huile créosotée iodoformée) à la dose de quelques gouttes, et panser avec un emplâtre de Vigo.

b) Si le spina ventosa nous vient déjà ouvert, même en ce cas, nous ne l'opérerons pas : les petites poussières des os nécrosés, définitivement perdus, s'élimineront d'elles-mêmes et cette élimination spontanée sera toujours beaucoup plus économique que celle provoquée par une opération.

Ces méthodes conservatrices, injections de nos pâtes, rayons X, bains de soleil, traitement marin, nous donneront des guérisons beaucoup plus belles, toujours, que ne feraient les opérations sanglantes les mieux conduites qui seront forcément, ou bien insuffisantes ou bien très mutilantes.

Telles sont les raisons d'esthétique, pour lesquelles nous condamnons les opérations dans le traitement des spinas ventosas — sans parler de notre souci d'éviter les dangers d'inoculation ou de généralisation tuberculeuse postopératoire, dangers qui sont loin d'être théoriques : car nous pourrions citer un assez bon nombre de faits bien observés où un grattage de spina ventosa a provoqué l'éclosion de lésions tuberculeuses au loin, en particulier l'éclosion d'un mal de Pott.

On sait la fréquence extrême des « glandes du cou » chez les enfants et les adolescents, surtout les jeunes filles ; mais ni les adultes ni les vieillards n'en sont exempts.

Elles représentent une bonne moitié des manifestations de la tuberculose « externe » ; car ces glandes sont de nature tuberculeuse ; c'est aujourd'hui bien démontré.

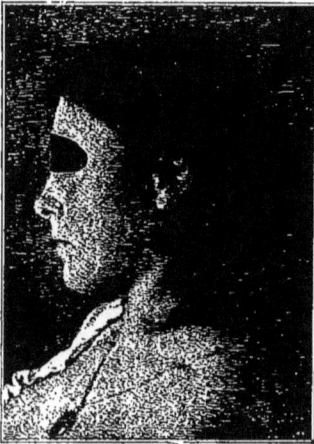

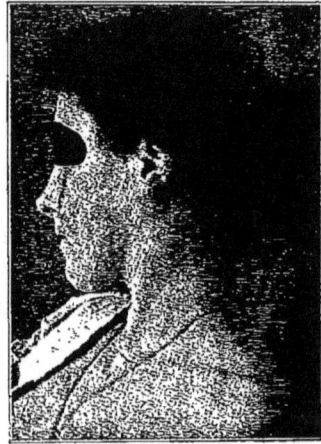

Fig. 54. — Adénite (ou glandes du cou) avec abcès.

Fig. 55. — La même, guérie sans cicatrice ni *marque* par notre traitement des ponctions et injections.

On connaît aussi les dénominations diverses, données à travers les âges et dans les différents pays, à cette maladie si commune : humeurs froides, écrouelles, adénites cervicales, glandes lymphatiques ou scrofuleuses (qui disait écrouelles, disait scrofule et même, pour beaucoup, les écrouelles, c'était toute la scrofule ; or, la scrofule d'autrefois, c'est la tuberculose externe ou périphérique d'aujourd'hui). On l'appelait aussi le mal de Saint-Marcoul, du nom du saint invoqué pour le guérir, ou, encore, le mal du roi, « pour ce que le roy très chrestien les guarit par son seul attouchement ».

Leur pronostic

Les adénites cervicales sont certainement moins graves par elles-mêmes que par les stigmates si disgracieux qu'elles laissent trop souvent après elles, stigmates auxquels on attache dans le monde une signification si fâcheuse.

« Toute cicatrice du cou disqualifie irrémédiablement une femme », a écrit le prof. Berger.

« J'ai connu, ajoutait-il, une grande dame, pourtant intelligente et bonne, qui jusqu'à sa mort a traité son chirurgien de bourreau pour une incision qu'il lui avait faite au cou dans sa jeunesse ».

Sans aller jusque-là, les jeunes femmes opérées pour adénites n'auraient-elles pas un peu le droit de dire de leurs chirurgiens : « Dieu nous garde de tels amis ! »

Car cette glande était à peine visible, et la cicatrice l'est beaucoup. La glande pouvait disparaître et la marque du bistouri ne disparaîtra jamais. Elle sera pour ces jeunes filles, jusqu'à la fin de leurs jours, une cause de tristesse infinie, les empêchant souvent de s'établir et de mener une existence normale.

Et il ne s'agit pas seulement des jeunes filles du monde. Combien de domestiques que leurs larges cicatrices du cou empêcheront de se placer et de gagner leur vie !

L'objectif du médecin doit donc être de tout faire pour éviter les cicatrices.

Quatre vérités d'expérience qu'on oublie trop :

1° C'est que la plupart des adénites cervicales se résorbent à la mer, pourvu qu'on leur en laisse le temps et qu'on y aide un peu ;

2° Que celles qui ne se résorbent pas, vont du moins se ramollir ; et que nous pouvons guérir, sans laisser de trace une glande ramollie, (en la ponctionnant) ;

3° Que l'opération, qui *mutile toujours*, ne met pas sûrement à l'abri d'une récidive, et même la provoque souvent. Combien nous en avons vues de ces récidives, chez des malades qui, après avoir été opérés par les plus habiles chirurgiens du monde, nous étaient venus à Berck pour de nouvelles glandes apparues à la place même, ou très près des anciennes. Le seul résultat définitif de l'opération, c'était d'avoir laissé une marque ineffaçable.

4° Que pour les glandes qui ne veulent ni se résorber ni se ramollir, nous pouvons provoquer leur résorption ou leur ramollissement, par des injections qui sauvegardent l'intégrité de la peau.

Injections dont nous avons, depuis 20 ans, donné la formule et la technique à tous nos confrères.

Et l'on peut ainsi éviter la cicatrice.

A cette guérison *sans cicatrice*, l'on arrive à Berck, infiniment plus sûrement qu'ailleurs, par l'action combinée du traitement marin et de nos injections appliquées par des spécialistes exercés.

Sans doute ce traitement demande une minutie, un effort, une persévérance, et surtout une dépense de temps beaucoup plus grandes que l'extirpation sanglante, rapide et brillante ; mais celle-ci laisse une marque indélébile d'écrouelles, tandis que notre traitement guérit sans traces.

Guérir sans traces les adénites, ce résultat vaut bien, il me semble, qu'on se donne un peu de mal pour l'obtenir.

PÉRITONITE TUBERCULEUSE

Nous avons soigné à Berck 26 péritonites tuberculeuses, chez des sujets de 2 à 22 ans. Tous ces malades ont guéri sauf un pauvre petit athrepsique arrivé in extremis qui a succombé au bout de quelques jours, et chez qui il n'y avait rien à espérer ni à tenter.

La guérison a été obtenue par nous avec un traitement très simple, comparable de tous points à celui de la tuberculose des séreuses articulaires. Vie au grand air de la plage, repos. Immobilisation et contention de la région abdominale avec un bandage, ou même un corset plâtré et quelquefois comme s'il s'agissait de tumeur blanche, ponctions et injections modificatrice (dans le cas d'ascite ou de collection enkystée [1]).

1. Traitement marin de la péritonite tuberculeuse — Congrès international de la tuberculose 1905, par le Dr Calot.

Cette tuberculose ne doit être traitée que par des moyens conservateurs (ponctions et injections), contrairement à ce que font encore, malheureusement, la plupart des chirurgiens.

Depuis 21 ans, je n'ai plus fait de castrations ; j'use exclusivement des injections, et, sur plus de *300 cas d'enfants ou d'adultes* ainsi soignés, je n'ai pas eu un seul insuccès.

Et je comprends dans ce nombre, non seulement les tuberculoses fermées de ces organes, mais encore toutes les tuberculoses fistuleuses, qui entraient pour 1/3 environ dans le chiffre total.

La guérison a demandé, en moyenne, de 2 à 4 mois pour les tuberculoses fermées, et de 3 à 10 pour les tuberculoses ouvertes. Elle a été obtenue très simplement, sans aucun risque de généralisation tuberculeuse, ce que l'on ne peut pas dire, certes, de la castration, car je connais un assez bon nombre de cas où l'on a vu éclater, dans les mois qui ont suivi l'opération, soit une granulie, soit une tuberculose cérébrale.

Et je ne parle même pas de l'amoindrissement moral des opérés, de la mutilation si pénible et si humiliante que laisse une castration, et surtout la castration double ! Or, la tuberculose intéresse très souvent les 2 côtés, soit simultanément, soit successivement.

Les tuberculoses de la peau, les ulcérations superficielles, les lupus tuberculeux sont traités à Berck par des injections, des bains de mer, des bains de soleil, les rayons X,

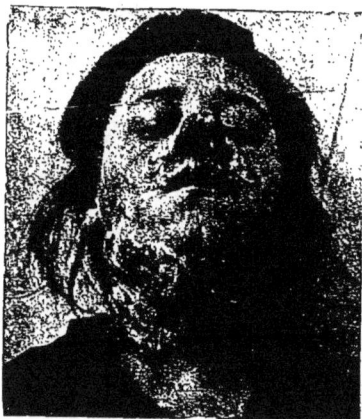

Fig. 56. — Lupus tuberculeux de la face et du cou, datant de 4 ans. État de la malade à l'arrivée à Berck.

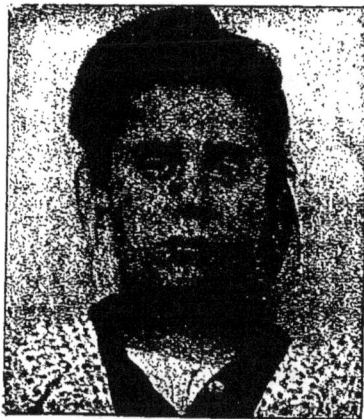

Fig. 57. — La même, après 5 mois, guérie. (Traitement marin et nos injections et radiothérapie de notre aide, le Dr Fouchou).

et des topiques parmi lesquels une poudre particulièrement efficace dont nous avons indiqué la formule.

Voici un cas de lupus de la face guéri par l'action conbinée de notre poudre, de nos injections, de la radiothérapie et du traitement marin.

2º MALADIES NON TUBERCULEUSES
SOIGNÉES A BERCK

RACHITISME

Après les tuberculoses externes, le rachitisme et la scoliose sont les maladies qui fournissent le plus fort contin-
gent à la plage de Berck.

A une époque où baisse la vigueur de la race, il est
douloureux de voir les ravages que fait surtout dans les
grandes villes le rachitisme, qu'on pourrait enrayer bien
plus facilement que la tuberculose.

Car ce n'est qu'une question d'hygiène, surtout alimentaire. Le rachitisme a toujours son origine dans une alimentation défectueuse du premier-âge. C'est à lui qu'aboutissent l'allaitement artificiel au biberon avec toutes les
fautes d'hygiène qu'il entraîne, surtout dans des mains
mercenaires, et l'alimentation grossière et solide, (viande,
légumes, vin), donnée prématurément aux petits enfants,
— en y ajoutant, mais comme facteurs secondaires, le
séjour dans un climat malsain et humide, et surtout dans
une habitation obscure, étroite, mal aérée.

Chez les sauvages de l'Afrique, où les mères ont le désir
et la possibilité de nourrir elles-mêmes leurs enfants, le rachitisme est inconnu.

Si du moins tous les enfants qu'il frappe pouvaient être
envoyés à la mer !... car la mer guérit merveilleusement
le rachitisme.

Combien n'avons nous pas vu, à Berck, en particulier à
l'hôpital Rothschild, de ces petits avortons paraissant
voués à la mort ou tout au moins à une impotence fonctionnelle de tous les membres pour la vie entière — et qui,

après quelques mois de séjour, s'étaient redressés, avaient recouvré la vigueur des muscles, s'étaient mis à marcher d'eux-mêmes. Si bien qu'à cette famille qui nous avait donné un infirme, on rendait après 6 mois ou 1 an un bel enfant vigoureux et valide.

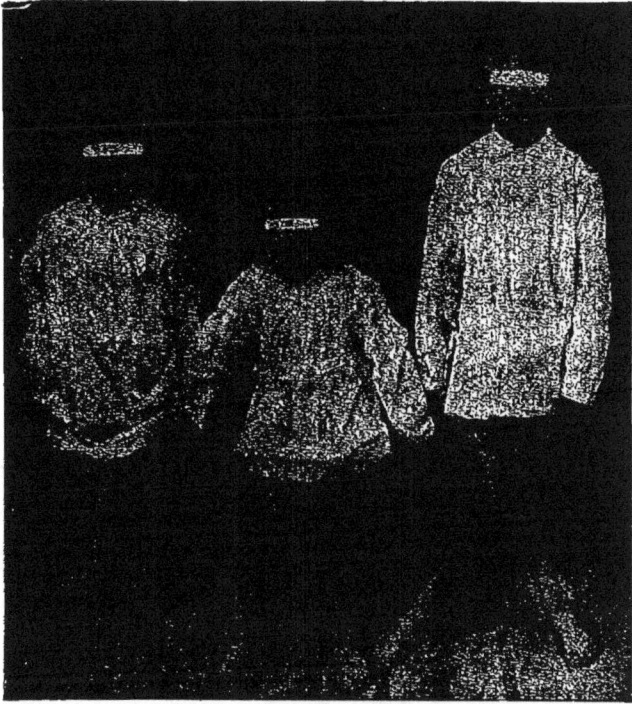

Fig. 58. — Rachitisme : Trois frères atteints de genu valgum (ou genoux cagneux) double et grave.

Le traitement marin transforme ces pauvres petits par son action sur la nutrition de tous les tissus. Cette action est presque spécifique.

Pour le rachitisme, tout autant que pour la tuberculose, le grand guérisseur c'est l'Océan. L'exposition continue à

l'air vivifiant de la plage, les bains de mer chauds pour
les tout petits, les bains froids très courts (1/2 minute)

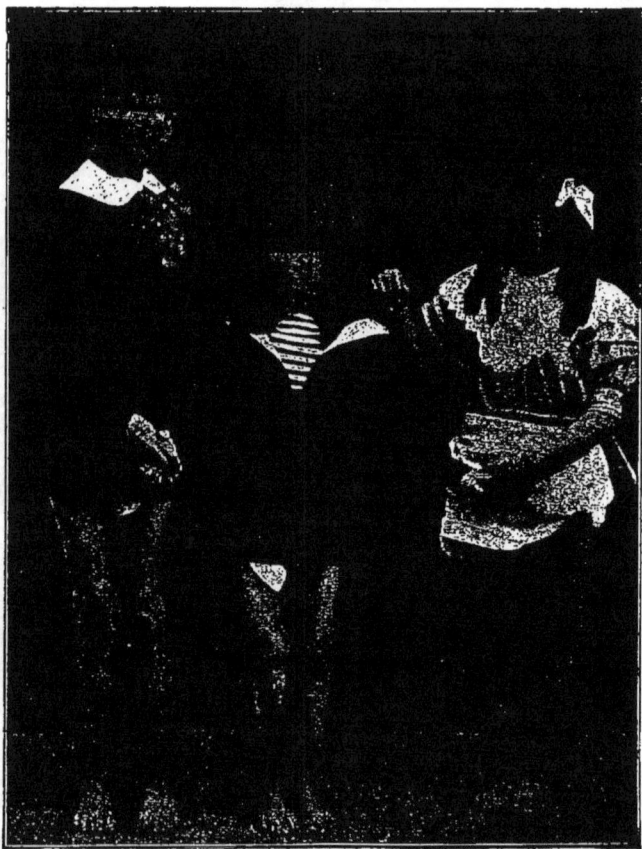

Fig. 59. — Les mêmes, 5 mois après le redressement simple.
fait par nous en 3 séances (sans opération sanglante).

pour les autres, les bains de sable pour tous, voilà en quoi
consiste le traitement marin des rachitiques.

Et le traitement marin a presque supprimé le traitement
chirurgical du rachitisme. En 1876, nous disait Verneuil,
— au 1er congrès de Thalassothérapie, — Perrochaud

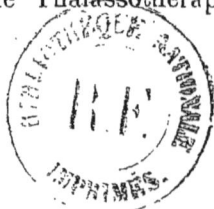

7

et Cazin apportèrent à la Société de Chirurgie des mou-
lages de jambes rachitiques avant et après le séjour à
Berck. Les premiers étaient des tire-bouchons. Les
deuxièmes des règles droites !...

Et presque toujours cette transformation merveilleuse

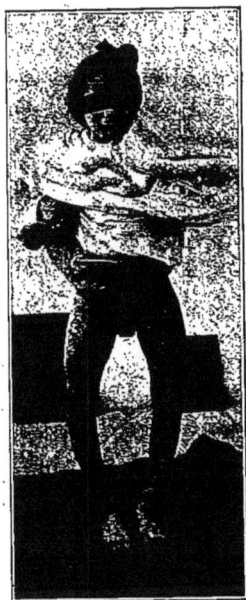

Fig. 60. — Un cas de genu varum
(ou jambes en cerceau). — Un
chirurgien d'une grande capitale avait parlé de la nécessité
d'une opération sanglante.

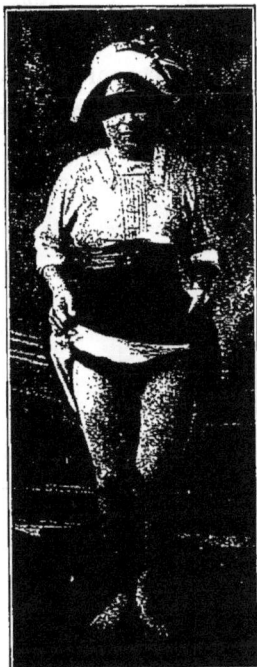

Fig. 61. — La même après notre
redressement progressif.
Guérison parfaite (obtenue
par nous sans aucune opération).

s'était produite sans intervention chirurgicale, au moyen
de simples appareils orthopédiques et par la seule action de
la mer, du repos et d'une alimentation appropriée.

J'ai entendu des chirurgiens de grandes villes se vanter

d'avoir fait des centaines d'ostéotomies pour des déviations osseuses d'origine rachitique. Or à Berck, où le nombre
des enfants rachitiques est si grand, l'ostéotomie n'est
presque jamais nécessaire. Dans les plus mauvais cas,
nous avons pu, avec quelques manœuvres orthopédiques suivies de l'application d'appareils plâtrés, obtenir le redressement complet. Voici quelques exemples de
guérisons ainsi obtenues, sans aucune opération sanglante.
(fig. 58 et 59, 60 et 61), pour des cas très graves de genu
valgum ou genou cagneu et de genu varum ou de jambe
en cerceau.

DIFFORMITÉS DE LA POITRINE
(POITRINE EN BATEAU, POITRINE DE POULET, POITRINE EN ENTONNOIR), ETC.

Ces déviations du sternum et de la cage thoracique se corrigent spontanément à Berck, sous la seule action du traitement marin, ou avec le secours de petits corsets en celluloïd, fenêtrés, permettant d'exercer des pressions ou des décompressions en tel ou tel point suivant le cas.

DÉVIATIONS VERTÉBRALES DE NATURE RACHITIQUE

La scoliose rachitique des petits enfants est le trait d'union qui relie le rachitisme à la scoliose des adolescents, dont nous allons parler.

Aussi bien ces deux variétés de scoliose (la scoliose rachitique et la scoliose de développement) sont justiciables de la même thérapeutique : même traitement général (en particulier le traitement marin) et même traitement local, que nous dirons dans le chapitre suivant.

La Scoliose ! (¹) Est-il maladie plus commune que celle qui frappe 20 p. 100 de nos jeunes filles ! Est-il maladie plus fâcheuse que celle qui « gâte » et rapetisse la taille, déforme

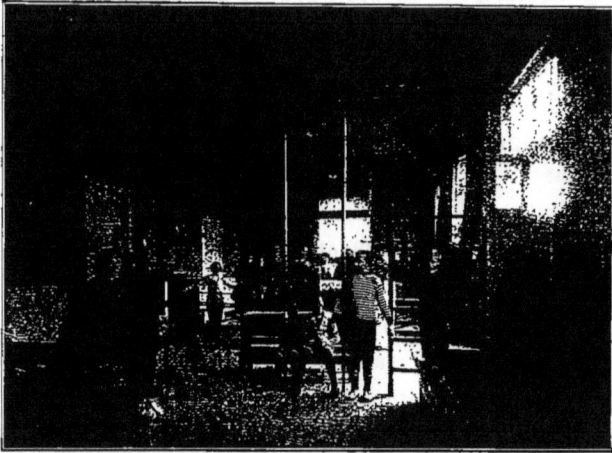

Fig. 62. — Salle de gymnastique médical (à l'Institut de Berck).

le thorax et rétrécit le bassin — d'où l'amoindrissement esthétique, vital et sexuel de toutes celles qui sont frappées !

Nature et origine de la scoliose

La scoliose est proche parente du rachitisme et c'est parfois du rachitisme vrai.

La scoliose est héréditaire ou acquise.

Il s'agit là d'un trouble de nutrition générale lié à l'anémie, à la chlorose, aux troubles digestifs qui marquent le passage difficile de l'enfance à la puberté ; perturbation qui est beaucoup plus fréquente et plus profonde chez les

1. Ce qu'on appelle dans le monde « la grosse épaule ou l'épaule plus haute » ou la « hanche plus forte ».

jeunes filles que chez les jeunes gens pour des raisons que
l'on devine.

Ce trouble de nutrition peut frapper tous les organes et
tous les tissus sans en atteindre aucun d'une manière spéciale. Généralement il affecte davantage la colonne vertébrale
parce que celle-ci subit à ce moment une poussée de crois-

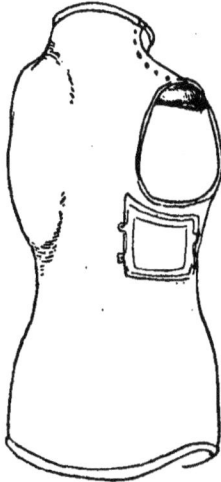

Fig. 63. — Notre corset en celluloïd pour **scoliose** du 1er degré (vu 3/4
droit postérieur). Corset pour scoliose à courbure unique (1er degré). Volet
sous-axillaire du côté convexe, permettant de faire une compression
ouatée (4 ou 5 carrés d'ouate de 1 centimètre d'épaisseur) pour hypercorriger la déviation latérale. On aperçoit du côté gauche (concave) une
bosselure du celluloïd permettant au thorax de se développer de ce
côté pour réaliser l'hypercorrection de la scoliose.

sance particulièrement active et qu'elle complète à cette
époque son développement.

Ce trouble se traduit par une moindre consistance de la
substance osseuse des vertèbres, ce qui les rend malléa-
bles et sujettes à se déformer sous l'action des multiples
influences d'ordre statique et dynamique qui s'exercent
sur elles.

Lors donc qu'on nous parle comme cause productrice de la scoliose, de la mauvaise attitude des jeunes filles, du myopisme, des contractures cervicales. de la « surcharge » du tronc, de l'inégalité des membres inférieurs, il faut nous

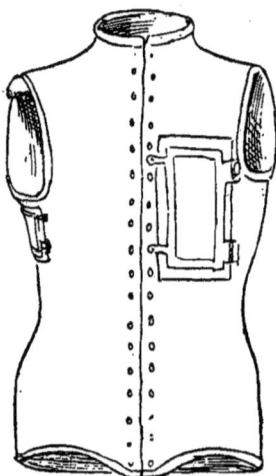

Fig. 64. — Le même corset en celluloïd (vu de face) volet antérieur permettant de faire une compression ouatée (5 carrés d'ouate de 1 centim. d'épaisseur) pour hypercorriger l'amorce de rotation des vertèbres.

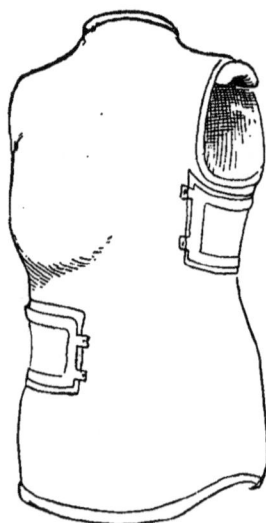

Fig. 65. — Notre corset pour scoliose à double courbure (scoliose du 2ᵉ degré) vu par la face postérieure. Le volet inférieur permet d'agir (par la pression ouatée) sur la courbe lombaire secondaire. En avant même dispositif que dans la fig. 64.

entendre. Ces causes diverses agissent bien réellement, mais à titre de causes occasionnelles et secondaires, et sur une colonne vertébrale malléable et, si je puis ainsi parler, impressionnable.

Dès lors à qui demande s'il faut s'occuper des os, ou des muscles, ou des ligaments dans la thérapeutique

de cette maladie, nous dirons : Tous les tissus souffrent,
comme lorsqu'il s'agit d'une déviation des tibias chez les
tout petits enfants rachitiques ; et, par conséquent, nous
devons nous occuper de modifier la nutrition générale
comme dans ce dernier cas.

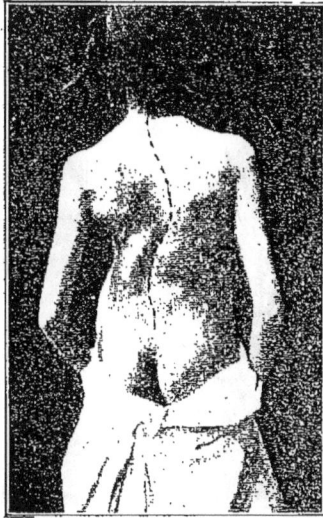

Fig. 66. — Jeune fille de 14 ans, scoliotique depuis l'âge de 6 ans.

En modifiant la nutrition générale de l'organisme nous
arriverons à supprimer cette malléabilité des os et à améliorer l'état des muscles et des tissus mous. Si bien que
lorsque le dos aura été redressé par le traitement local
dont nous allons parler, la guérison se maintiendra définitive, grâce à l'appoint du traitement général.

C'est cette notion sur la nature intime de la scoliose qui
nous explique l'influence si bienfaisante du traitement marin
(avec tous ses facteurs air marin, bains de mer froids,

bains de mer chauds, bains de sable, etc.) sur l'état général des scoliotiques, car, si le traitement général est la
moitié du traitement des scoliotiques, le traitement marin
est à coup sûr, pour ces malades, le meilleur des traitements généraux (1).

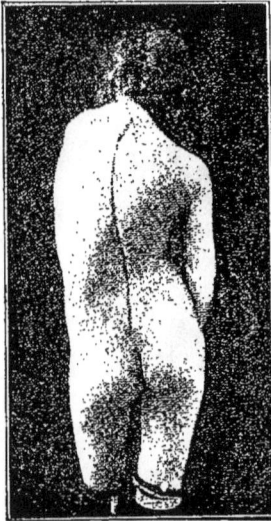

Fig. 67. — La même, 4 mois
après la mise en traitement. —
Nous avons à dessein et pour
mieux assurer la guérison, produit une scoliose en sens inverse.

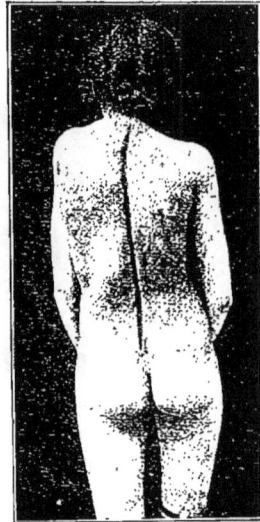

Fig. 68. — La même. L'hypercorrection est déjà un peu effacée.
Il n'y a plus qu'à laisser le dos
revenir peu à peu à la normale.

Cette même notion nous fait comprendre aussi comment le même traitement local donnera chez les scoliotiques vivant à Berck des résultats beaucoup plus complets
et plus rapides que chez les scoliotiques vivant dans une
grande ville.

1. Déjà le prof. Delpech, pour ranimer l'énergie vitale de ses scoliotiques, préconisait le traitement marin.

Traitement local de la scoliose. — Méthode d'Abbott

De tous ces traitements locaux, celui d'Abbott est indiscutablement le plus efficace qui soit, pour la cure de la scoliose, et il est appliqué à Berck par des médecins qui

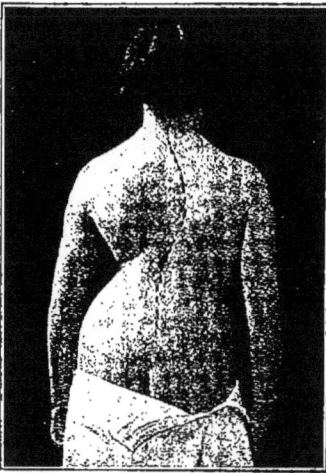

Fig. 69. — Jeune fille de 18 ans, scoliotique depuis 7 ans. État de la malade à son arrivée à l'Institut orthopédique de Berck.

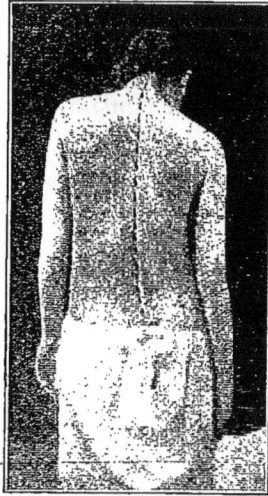

Fig. 70. — La même, 2 mois après la mise en traitement. A dessein la déviation a été plus que corrigée par nous. Ensuite le dos revient peu à peu à la normale.

en ont une expérience toute particulière. Nous pouvons, je crois, le dire sans présomption, puisque personne n'ignore que c'est notre clinique, à l'Institut orthopédique de Berck, que le Prof. Abbott a choisie pour y faire la 1re démonstration de sa méthode en Europe (et la seule, du reste, qu'il en ait faite en France). Mais cela ne nous a pas suffi. Pour être encore plus sûr de posséder tous les détails de la méthode, d'en connaître les derniers perfectionnements, nous avons envoyé notre assistant, le Dr Fouchet, en Amérique, pour voir Abbott chez lui, dans son milieu, pour voir ses scoliotiques actuels et passés. M. le Dr Fouchet a tout vu, grâce à la complaisance inlassable d'Abbott, dont il a été l'hôte pendant toute la durée de son séjour là-bas, et qui lui a tout montré, et expliqué — aubaine qui n'est échue à aucun autre médecin français [1].

Et enfin, nous sommes, avec Abbott, le chirurgien qui a, personnellement, appliqué ce traitement sur le plus grand nombre de malades, — l'âge de nos malades traités par la méthode nouvelle variant entre 2 ans et 40 ans.

Nous ne pouvons pas entrer ici dans les détails de la technique. Nous les avons exposés très longuement dans un livre qui vient de paraître sur la *Guérison de la scoliose et méthode d'Abbott* [2], qui est le 1er ouvrage publié sur la méthode, soit en France soit à l'étranger. Ce que nous pouvons dire ici, c'est que le principe de la méthode consiste à chercher l'hypercorrection de la scoliose, à produire une scoliose de sens inverse ; il faut obtenir trop pour garder assez. Or, cette hypercorrection de la scoliose ne peut être acquise que dans la flexion du tronc : cette flexion et cette hypercorrection sont obtenues sur une table spéciale, appelée table ou cadre d'Abbott ; aussitôt atteinte, la correction du tronc est fixée par nous, séance tenante, dans un corset plâtré. Celui-ci ne reste en place que quelques mois, après lesquels la malade est libérée. On la soumet à quel-

1. Le Dr Fouchet est en effet le 1er médecin français, et le seul jusqu'à ce jour, que Abbott ait vu en Amérique — contrairement aux allégations de certains journaux français, inexactement renseignés.

2. *Guérison de la Scoliose et Méthode d'Abbott.* Comment traiter les diverses scolioses, 1 vol. in-8°, avec 130 fig., par le Dr Calot, chez Maloine éditeur, 25, rue de l'École de Médecine, Paris.

ques exercices de gymnastique et la guérison est acquise.

Par cette méthode se trouve entièrement changé le pronostic de la scoliose.

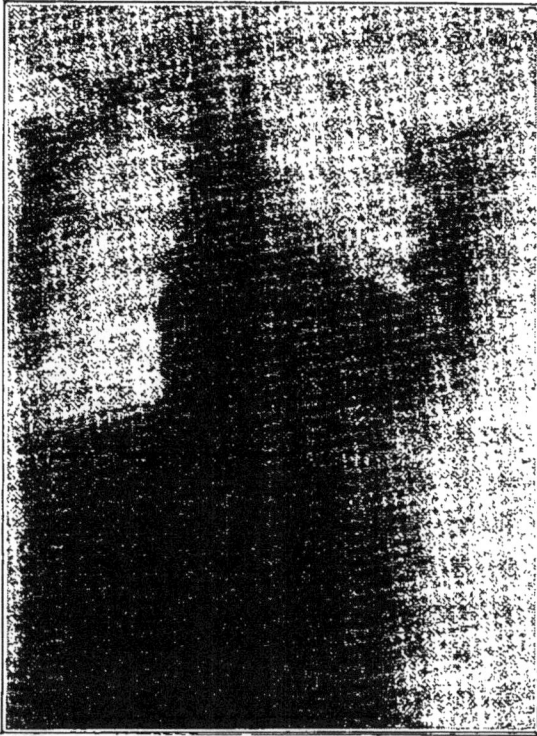

Fig. 71. — Scoliose datant de 3 ans, chez un jeune homme
de 17 ans 1/2 (voir figures suivantes).

Il n'était pas de maladie contre laquelle on fût jusqu'alors, plus désarmé : la scoliose, c'était « l'opprobre de l'orthopédie » comme nous même l'avions appelée.

Or, voici que maintenant on peut guérir sans véritable opération et relativement vite, soit avec le plâtre d'Abbott

pour les cas graves et anciens, soit avec nos corsets en
celluloïd pour les cas bénins et récents.

Par la méthode nouvelle nous pouvons atteindre les scolioses de toutes les origines: congénitales, héréditaires ou
acquises ; scoliose commune de l'adolescence, scoliose ra-

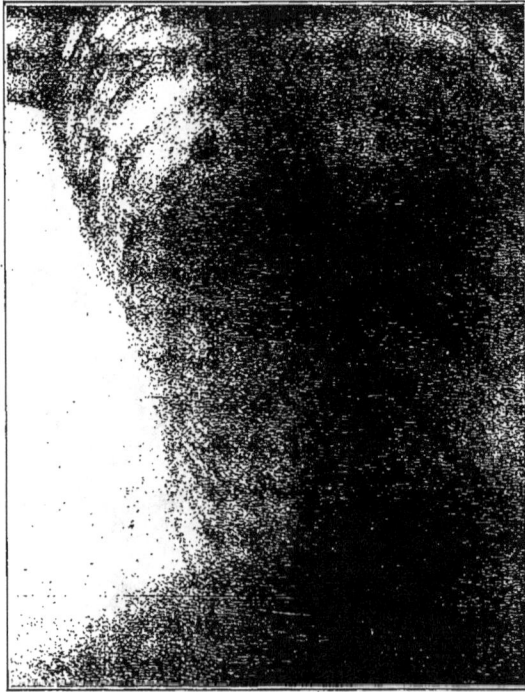

Fig. 72. — Le même (voir fig. 71), après 3 mois de traitement.

chitique; scoliose « symptomatique » produite par une autre
maladie. Seules les scolioses exceptionnellement graves
arrivées à un degré extrême ne pourront pas être guéries ;
mais il nous est du moins possible de les améliorer beaucoup. Voici ce qu'en a dit le Dr Fouchet, de Berck :

« Quant aux scolioses du 4e degré, scolioses à 4 courbures,

en Z, en vilbrequin, l'on n'en verra plus dans quelques
années. Parlant de vieilles gibbosités du mal de Pott,
notre maître, M. Calot, a dit : « De ces vieilles bosses, il

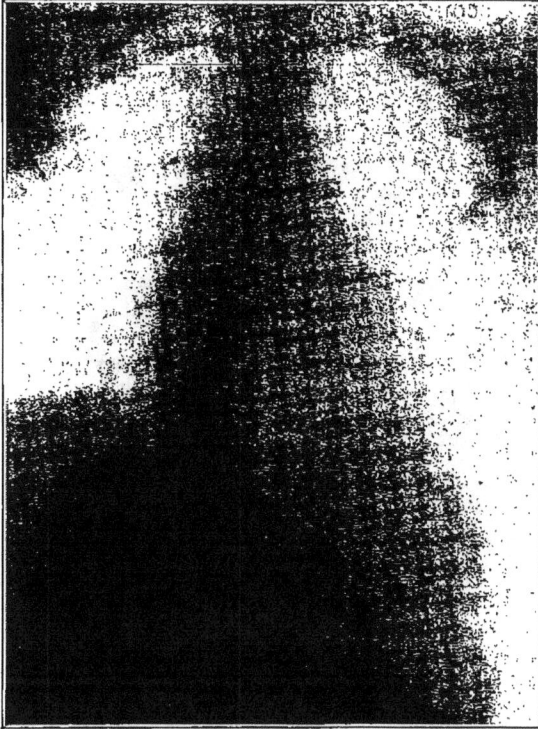

Fig. 73. — Scoliose datant de 3 ans 1/2 chez une jeune fille de 16 ans.
(voir fig. suivantes).

ne devrait plus y en avoir ! Il n'y en aura plus le jour où
tous les médecins soigneront par notre méthode les gibbosités commençantes ou les gibbosités de gravité moyenne ».

« De même, ici, nous pouvons dire qu'il n'y aura plus de
vieilles scolioses incurables (au moins partiellement incu-

rables), si l'on veut bien désormais soigner par la méthode d'Abbott toutes les scolioses aussitôt qu'elles se seront montrées rebelles aux petits traitements ordinaires de gymnastique et de mécanothérapie. Ainsi donc, on peut dire en vérité qu'Abbott a résolu le problème thérapeutique

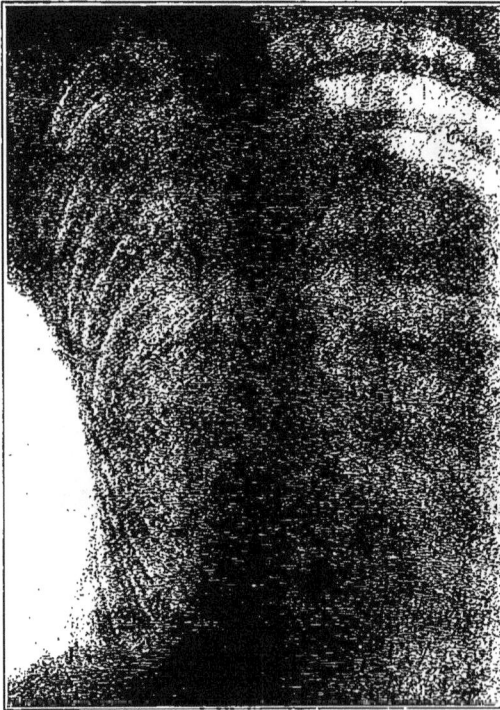

Fig. 74. — La même (voir fig. 73), après 5 mois de traitement.

pour la scoliose comme M. Calot l'avait résolu pour le mal de Pott » (Dr Fouchet)[1].

Nous n'ajouterons qu'un mot : Si, à l'avenir, on traitait toutes les scolioses du 1er degré par des manœuvres de

1. *Journal des Praticiens*, 29 mars 1913. La méthode d'Abbott, par le Dr Fouchet, de Berck.

redressement méthodiques et au besoin par des corrections quotidiennes dans le cadre d'Abbott, en y joignant, ce qui est capital, le port de notre corset en celluloïd, l'on n'aurait presque jamais besoin de recourir au plâtrage de la méthode d'Abbott; ce plâtrage restant toujours comme ressource assurée pour les cas qui n'auraient pas été soignés ou pas bien soignés pendant cette 1re période.

Voici quelques spécimens des guérisons déjà obtenues par nous avec la méthode nouvelle dans des scolioses datant de 5 et 8 ans, demeurées jusqu'alors rebelles aux traitements classiques appliqués pourtant par des chirurgiens exercés.

Ces quatre radiographies, et nous en avons beaucoup d'autres tout aussi démonstratives, témoignent d'une manière irréfutable de la réalité des hypercorrections obtenues par nous (la radiographie est la seule preuve irréfutable).

Et donc, nous qui savions déjà guérir les grandes tuberculoses suppurées (maux de Pott et coxalgies), guérir les luxations congénitales et les gibbosités, et les jambes torses et les pieds bots, mais qui ne savions pas encore guérir la scoliose, voici que maintenant nous le pouvons...

Ainsi cette maladie, de toutes la plus commune, et qui était naguère la plus ingrate à soigner, va devenir celle qui nous donnera les guérisons les plus nombreuses et les plus belles. C'est, dans le domaine de l'orthopédie, la plus profonde et la plus bienfaisante des révolutions.

DOS ROND (ou DOS VOUTÉ ou CYPHOSE)

Vous connaissez bien ces silhouettes de jeunes gens et surtout de jeunes filles efflanquées, à dos voûté, à épaules rentrées, aux omoplates décollées ou soulevées « en forme d'ailes » (au lieu de rester plaquées sur le tronc), à la poitrine étriquée, au cou tendu en avant, ce qui donne à la démarche une allure si caractéristique.

Le dos rond est l'indice d'une débilité générale de l'organisme : il relève directement du traitement marin. Voilà pour son traitement général.

Son traitement local consiste en des exercices de gymnastique appropriés et dans le port de corsets amovibles en celluloïd, avec une fenêtre dorsale médiane permettant la compression et la correction progressive et douce (à l'aide de carrés d'ouate) de la difformité vertébrale.

Pour cette même raison que le traitement général est mieux assuré à Berck, les autres maladies, en particulier celles des enfants, qu'elles soient d'ordre chirurgical (déviations, difformités) ou d'ordre médical, y sont traitées (par des spécialistes exercés), avec plus de chances de succès qu'ailleurs.

Ces maladies qu'on soigne à Berck nous ne pouvons pas ici les étudier toutes. Nous mentionnerons simplement parmi les **affections orthopédiques** ou **chirurgicales** : la boiterie de naissance, ou luxation congénitale de la hanche, la paralysie infantile, le pied bot, la maladie de Little, les retards dans la marche, les arrêts de croissance, toutes les affections osseuses et articulaires (l'ostéomyélite, les suites de luxations, les complications de fractures, les tumeurs des os) ; et parmi les **affections médicales** : la chlorose des jeunes filles, toutes les anémies de diverses origines, et les manifestations du lymphatisme sur les divers organes (sur les yeux, les oreilles ou la gorge), dont le traitement forme comme un chapitre annexe de celui de la tuberculose externe.

Nous allons indiquer pour quelques-unes de ces maladies, les grandes lignes du traitement qu'on leur applique à Berck.

Nous voyons et nous soignons à Berck un très grand nombre de luxations congénitales de la hanche.

C'est de notre service de Berck que venaient les premiers enfants présentés à l'Académie de médecine (3 mars 1896) guéris de luxation congénitale de la hanche. Et nous sommes, croyons-nous, le chirurgien qui a le plus opéré de luxations congénitales de la hanche.

Notre technique personnelle nous donne 99 °/₀ de guérisons (tandis que celle de Paci-Lorenz n'en donne guère que 50 à 60 °/₀). Et nous pouvons aujourd'hui promettre la guérison intégrale de cette infirmité, incurable il y a 20 ans à peine. Et cette guérison, nous l'obtenons à tous coups, définitivement, et sans récidive (1), pourvu qu'on nous amène ces malades, comme nous y insistons plus loin, dans la première enfance ou le commencement de la deuxième enfance.

1 an ou 1 an 1/2 après la réduction, il n'y paraît plus, la guérison est complète la boiterie est supprimée.

Et dire qu'il reste cependant des médecins pour mettre en doute la curabilité de la luxation congénitale de la hanche ! ce qui n'est plus permis, vraiment, après les preuves cliniques et radiographiques par nous données de cette curabilité.

Il suffit d'ailleurs de jeter les yeux sur les radiographies reproduites ici montrant des luxations congénitales avant et après notre traitement, pour se convaincre que la réduction du déboitement a été obtenue et se maintient.

Des centaines et des centaines d'enfants guéris de cette

1. Sans compter que les récidives aussi peuvent être traitées avec succès.

infirmité ont été par nous présentés devant l'Académie de médecine et devant les congrès de chirurgie, et leur guérison était à ce point impeccable que personne en les voyant marcher ne pouvait plus soupçonner leur infirmité ancienne.

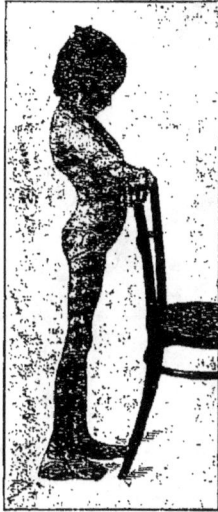

Fig. 75. — Luxation congénitale — Ensellure lombaire. — On voit combien le grand trochanter, marqué par un arc, est remonté au-dessus de la ligne droite normale de la hanche. S'il n'y avait pas luxation, le trochanter affleurerait cette ligne droite. — Raccourcissement du membre (talon au-dessus du sol).

Ces malades guéris, tout le monde a pu les voir et les examiner (avec leurs radiographies d'avant et d'après).

La curabilité de la luxation congénitale est donc devenue un dogme intangible auquel nul médecin renseigné ne peut plus s'empêcher d'ajouter foi.

Mais il est, pour tous, une deuxième notion capitale à acquérir sans laquelle la première ne servirait de rien, c'est que la guérison intégrale de la boiterie de naissance n'est assurée qu'au-dessous d'un certain âge : il est des limites d'âge « par en haut » ; mais par contre il n'en est pas « par

en bas », pour traiter la luxation. Nous avons opéré un certain nombre d'enfants de moins d'un an : 10 mois, 8 mois,

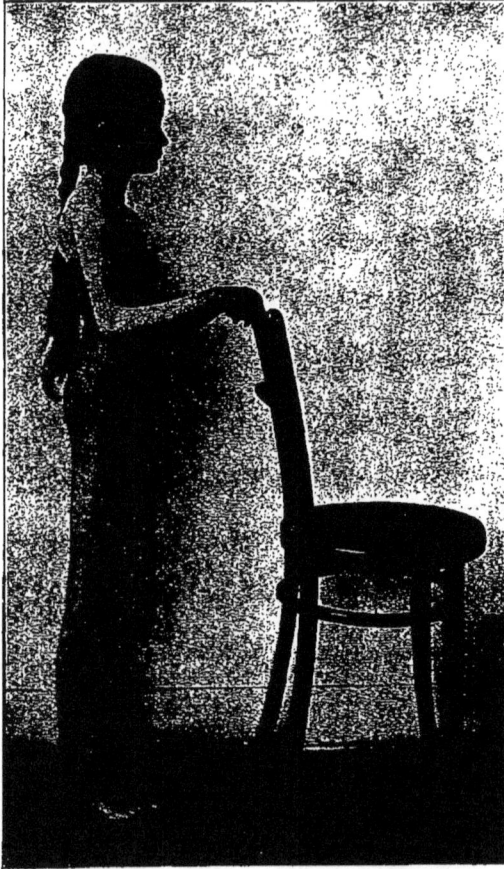

Fig. 76. — La même, après notre traitement.

5 mois et même un mois. Ainsi nous pouvons dire que nous
les avons guéris de leur boiterie de naissance avant qu'ils
n'aient boité.

On pourra s'étonner que le déboitement ait pu être

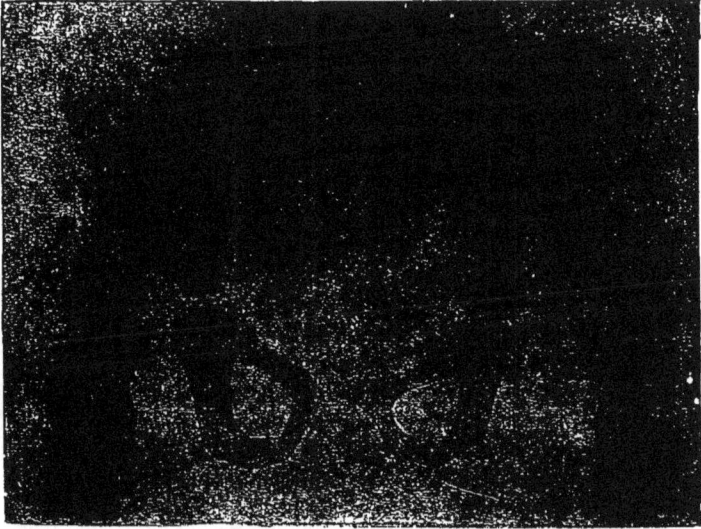

Fig. 77. — Luxation congénitale, hanche gauche. — On voit la tête du fémur hors de sa cavité et très remontée (comparez avec l'autre côté normal).

Fig. 78. — La même enfant après notre traitement : guérison parfaite.

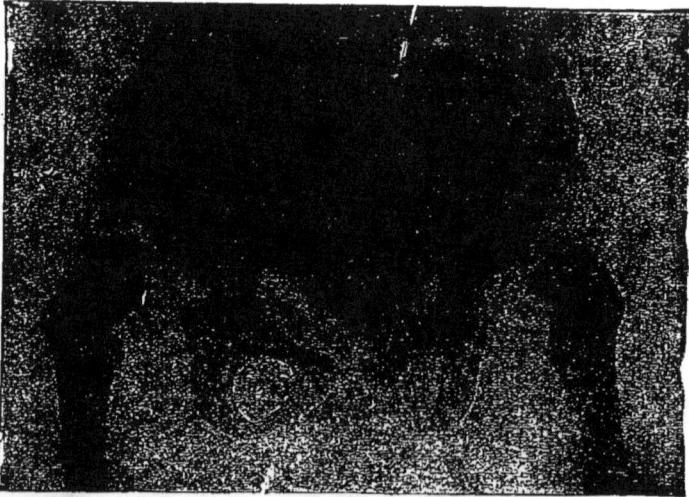

Fig. 79. Luxation congénitale double. — Les deux têtes fémorales
sont hors de leur cavité.

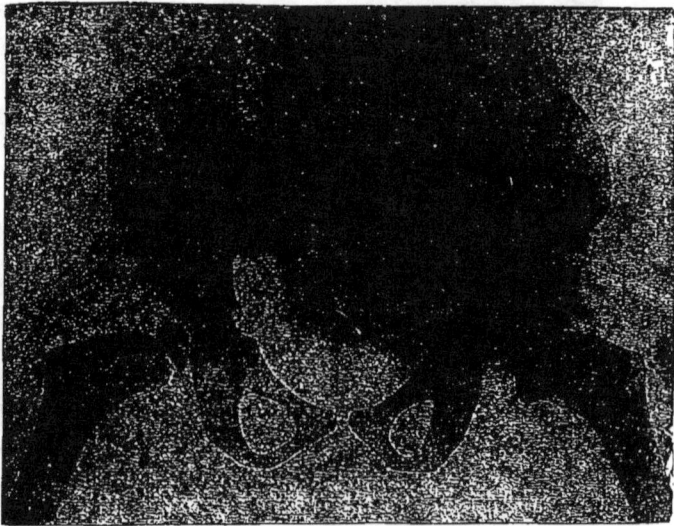

Fig. 80. — La même après notre traitement. Les deux têtes osseuses
sont remises en place ; guérison parfaite, sans l'ombre de boiterie.

reconnu par les parents avant que l'enfant n'ait fait ses premiers pas. En réalité, les parents n'avaient point reconnu le déboitement, mais ils avaient vu (je parle de ceux qui savent regarder et voir) que l'une des jambes était « un rien »

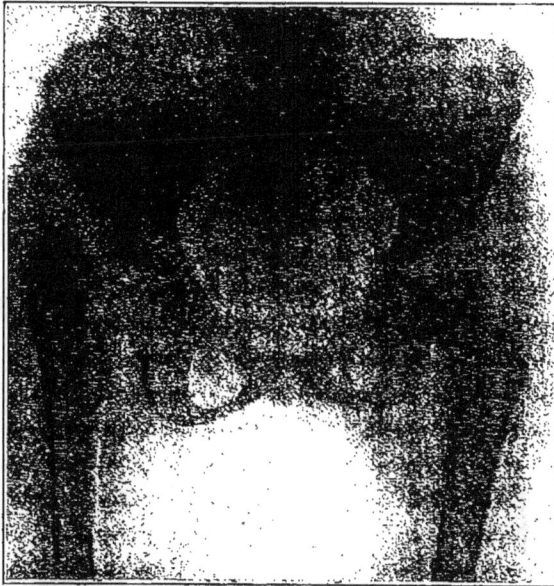

Fig. 81. — A.: Hanche luxée (voir fig. suivante la guérison obtenue)
B. : Hanche normale.

plus courte que l'autre, que l'un des talons descendait un peu moins bas que l'autre, ou bien encore telle maman intelligente, et ayant déjà élevé plusieurs enfants avait été frappée par ce fait que les cuisses, chez son nouveau-né étaient plus courtes que les jambes (ce qui est anormal [1]).

1. Normalement les cuisses (du bassin au genou) ont 1 à 2 centimètres de plus que les jambes (du genou au pied) ; or, c'est l'inverse dans la luxation double, et cette différence anormale, en faveur des jambes, peut mesurer plusieurs centimètres.

C'est pour se faire expliquer cette brièveté anormale, de l'une, ou des deux cuisses, que les parents nous les conduisaient et c'est nous qui voyions tout de suite et sans difficulté qu'elle était due à une luxation simple ou double.

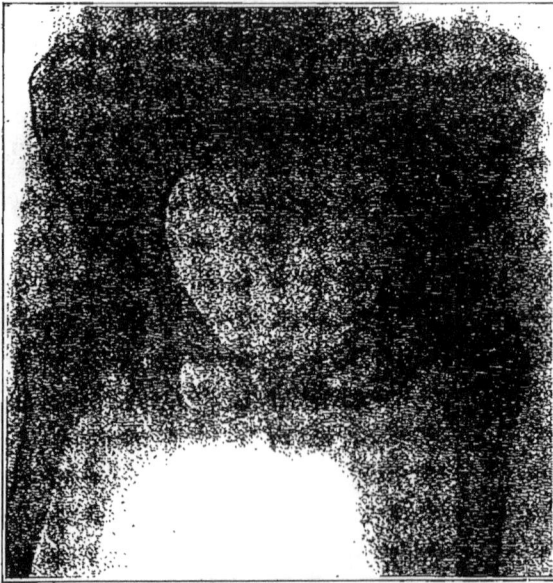

A   B

Fig. 82. — La même (voir fig. 81). — B. : Hanche normale.
A. : Hanche remise. — Guérison anatomique et fonctionnelle parfaite.

Retenez tous ces petits signes.

Nous avons tenu à donner ici ces quelques indications qu'on ne trouve pas ailleurs, afin de permettre à toutes les mères de soupçonner une luxation avant même que les enfants n'aient marché. Et pour peu qu'elles aient un doute, qu'elles en appellent aussitôt à un médecin compétent; celui-ci a des moyens sûrs de reconnaître la luxation même chez les tout petits et même sans le secours des rayons X : c'est la palpation méthodique de la hanche et la production d'un claquement caractéristique lorsqu'il porte la cuisse dans une flexion et une abduction de 90°. Cette manœuvre fait rentrer (très aisément à cet âge), la tête fémorale en place, et c'est la rentrée de la tête qui produit ce claquement signe infaillible de la luxation.

Chez l'enfant qui marche, l'infirmité peut être reconnue, ou du moins soupçonnée par les parents, d'après les caractères de la marche : l'enfant « plonge » ou se balance ou « canarde » à chaque pas, d'un côté ou des deux, suivant que la luxation est simple ou double. Si elle est double, on voit un mouvement de roulis à chaque pas.

Ajoutez à cela que ces enfants (malgré leur boiterie) ne souffrent pas, qu'ils ont marché tard (à 15, 18 ou 20 mois), qu'ils ont toujours marché ainsi, en se balançant un peu ou beaucoup, et vous aurez le moyen de reconnaître la luxation congénitale de la hanche et donc de la faire soigner à temps, ce qui est capital, encore une fois, pour en assurer la guérison constante, facile, intégrale.

Rappelez-vous que tout enfant qui se balance et canarde en marchant est anormal. (Il y a 9 chances sur 10 pour que ce soit une luxation congénitale, et une sur 10 pour que ce soit du rachitisme). Mais, direz-vous, tous les petits enfants vacillent lorsqu'ils font leurs premiers pas ? Oui, mais cette vacillation ne dure pas au-delà de quelques semaines, et puis elle est **irrégulière**, arythmique, comme celle d'un homme ivre qui cherche son équilibre ; elle est tantôt très marquée, tantôt nulle. Au contraire, dans la luxation double, le balancement est **régulier**, *rythmique*, il est *le même à chaque pas*. Voilà le fait qui doit retenir votre attention et vous faire penser toujours à la possibilité ou même à la probabilité d'une luxation congénitale.

Il s'agit de soumettre, sans retard, vos présomptions à un

médecin qui saura, lui, faire le diagnostic soit par la palpation de la hanche, soit par la radiographie, — et il
s'agit ensuite d'entreprendre, sans retard, aussi, le traitement.

L'opération de la réduction du déboîtement (opération toujours non sanglante), doit être suivie d'une période
de repos, ou période des appareils, d'une durée de 4 à 6
mois.

Et ici encore, Berck est le milieu éminemment favorable
— pour sauvegarder la santé générale des enfants immo-
bilisés — pour seconder ensuite et hâter la convalescence
par les bains de mer chauds et les bains de sable qui
fortifient les muscles et assouplissent les jointures du
membre opéré.

C'est la maladie de ces enfants arriérés de 3, 5, 8, 10 ans, qui ne marchent pas encore, qui ne savent même pas se tenir sur leurs pieds et qui, lorsqu'on essaie de les mettre debout (en les soutenant et les portant), touchent le sol seulement avec la pointe des orteils, tandis que les genoux et les hanches pliés et très raides, n'arrivent pas à se redresser.

Ce n'est pas seulement la marche qui est en retard, mais aussi, très souvent, le cerveau et l'intelligence.

Peut-on quelque chose pour ces enfants ? Oui, et même beaucoup, — si ce n'est dans les cas d'idiotie complète. Dans tous les autres cas, nous pouvons arriver, à tout le moins, à des demi-guérisons, et même dans tel cas où nous sommes bien secondés par les parents, à de véritables petits miracles, à des guérisons sensiblement complètes.

Nous pourrions citer, parmi nos malades, une jeune fille de 15 ans qui n'avait jamais marché et dont les jambes étaient maintenues repliées et collées aux cuisses par des crampes, — et qui après un traitement de près d'un an à Berck, s'est trouvée en état de faire des marches de plusieurs centaines de mètres.

RETARDS DE CROISSANCE

Outre les retards de la marche, on traite à Berck les retards de croissance ([1]).

Ces traitements consistent en des extensions méthodiques sur la tête et sur les membres inférieurs, en des

1. « *Peut-on faire grandir ?* » Communication faite au congrès de Paris par les Drs Calot et Fouchet de Berck.

électrisations prudemment dosées des cartilages de con-
jugaison, surtout des cartilages du genou. — Gymnastique
spéciale. — Traitement marin. — Régime alimentaire
particulier. — Administration bien surveillée des extraits
de glandes endocrines etc.

PIED BOT, PIED PLAT & AUTRES DIFFORMITÉS DU PIED

Par de simples manipulations, massages et façonnages
du pied, sans intervention sanglante (ou avec tout au plus

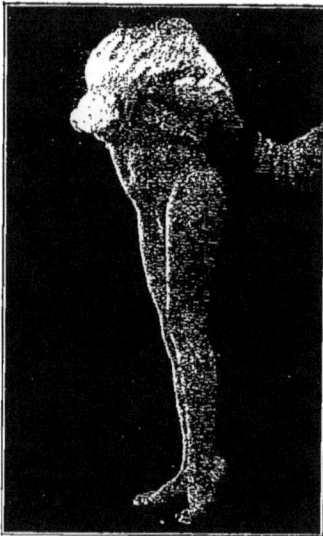

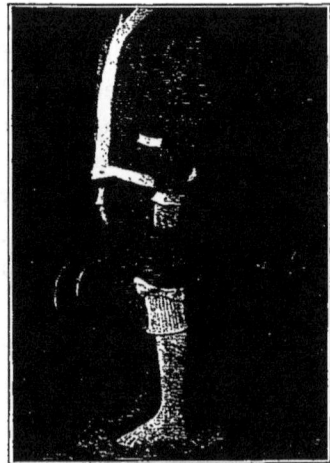

Fig. 83. — Pied bot à l'arrivée à Berck.   Fig. 84. — Le même, après notre traitement.

quelques piqûres de tendons), l'on arrive (en une ou plusieurs séances), à la correction des pieds bots et difformités
du pied les plus invétérées, même chez les adolescents et
les adultes.

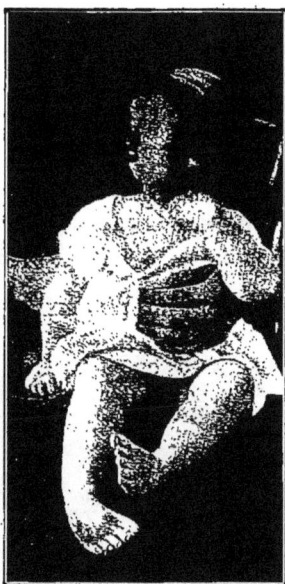

Fig. 85. — Double pied bot, de
naissance.

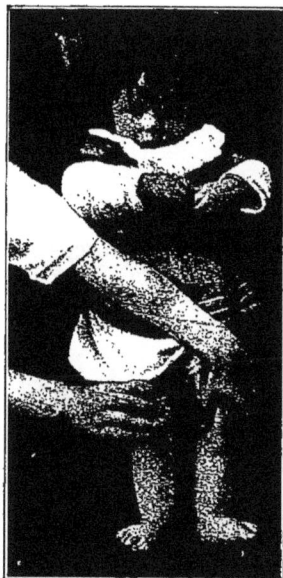

Fig. 86. — Le même 6 mois après
notre redressement.

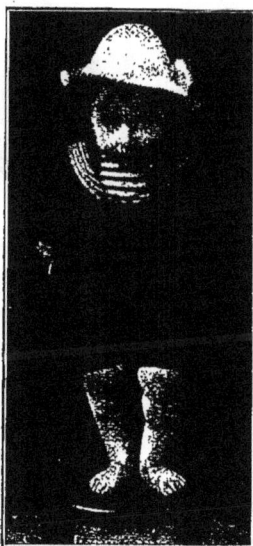

Fig. 87. — Le même, 1 an plus tard : guérison parfaite.

Le traitement marin de Berck est excellent pour la nutrition générale de ces malades et pour la nutrition locale des tissus touchés par la paralysie.

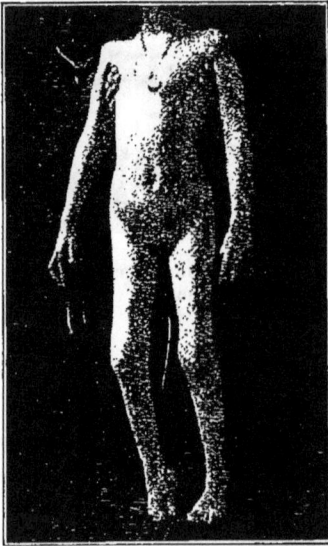

Fig. 88. — Paralysie infantile. Paralysie complète de la jambe droite, l'enfant est dans l'impossibilité absolue de marcher. — Ici on la voit, soutenue sous les bras (par les mains de son père). — Genou de polichinelle, pied ballant ne pouvant pas se poser sur le sol.

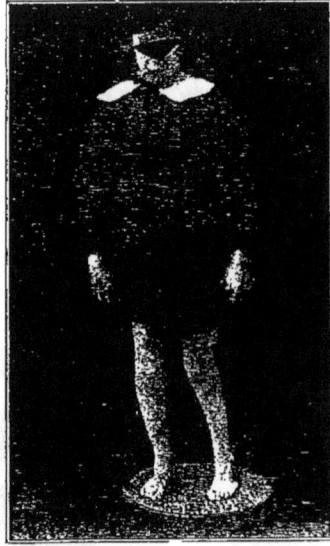

Fig. 89. — La même enfant après notre traitement. Elle pose normalement le pied à terre et elle peut marcher maintenant.

Nos bains de sable surtout ont la plus heureuse influence sur la nutrition des membres frappés de paralysie infantile.

Nous y ajoutons l'exposition continue du malade à l'air

marin, les bains de mer chauds pour les tout petits, les
bains à la mer pour les enfants plus grands, les bains de

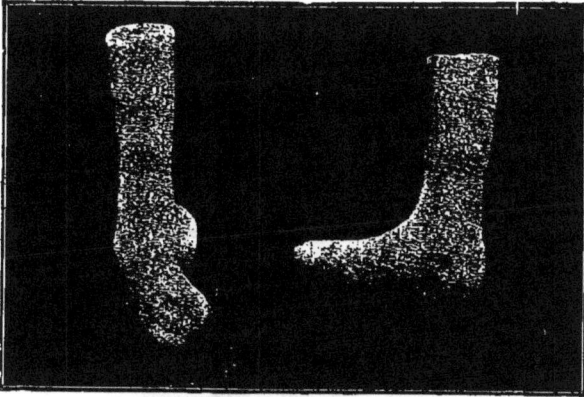

Fig. 90. — Pied bot.   Fig. 91. — Le même guéri.

bâches pour tous. Outre le traitement marin, nous appliquons à ces malades (est-il besoin de l'ajouter) toutes les

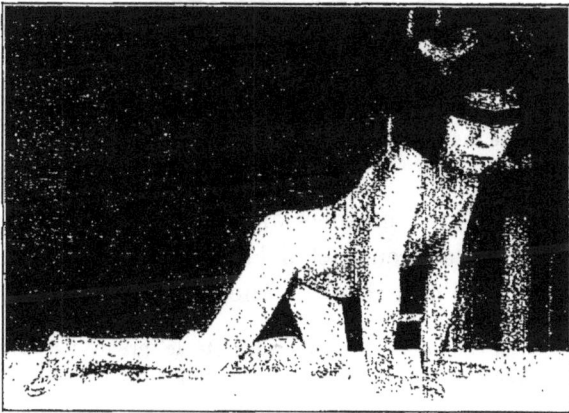

Fig. 92. — Paralysie infantile : Malade marchant à quatre pattes.
(Voir la même à la fig. suivante).

ressources connues du traitement moderne, orthopédique
ou chirurgical, de la paralysie infantile (redressement,
greffes musculaires ou tendineuses, arthrodèses, appareils

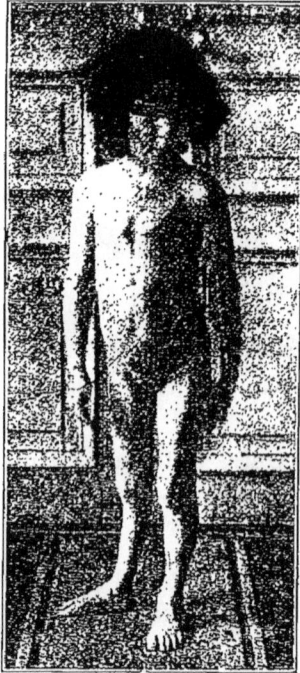

Fig. 93. — La même malade (voir fig. 92), après notre traitement :
elle peut marcher.

en celluloïd [1] avec muscles artificiels et verrou mobili-
sable à volonté, au genou et à la hanche pour permettre
aux malades de s'asseoir et de plier la jambe.

1. Appareils en celluloïd que nous avons été le premier à construire
en France et que maintenant, à notre suite, emploient tous, ou presque
tous, les orthopédistes.

9

Inutile d'ajouter qu'on soigne à Berck toutes les autres maladies des os et des articulations : ostéomyélites,

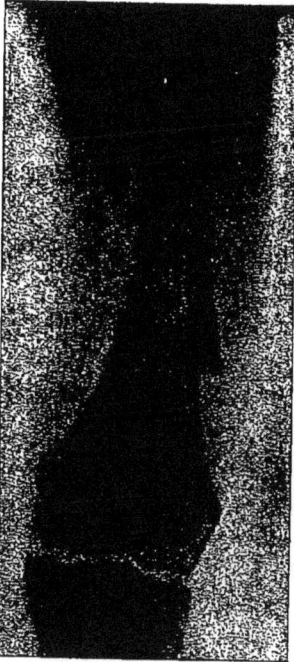

Fig. 94. — Radiographie : fracture du fémur au 1/3 inférieur : déplacement angulaire et léger chevauchement des fragments.

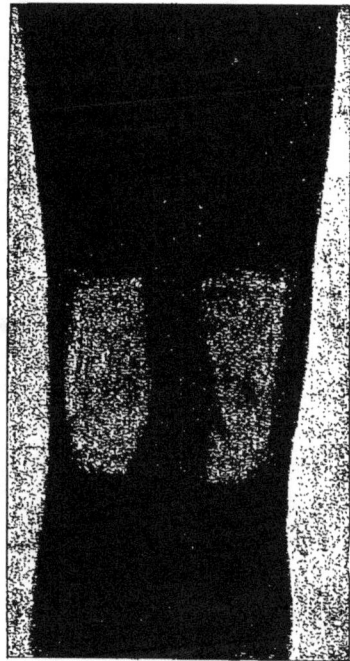

Fig. 95. — La réduction de la fracture a été faite sous chloroforme : radiographie prise à travers une fenêtre de l'appareil plâtré : le déplacement est resté le même malgré les très fortes tractions opérées sur le pied.

syphilis et tumeurs des os, arthrites chroniques, etc. Et l'on ne saurait s'étonner non plus que des fractures y soient traitées, puisqu'il n'est pas de chirurgiens plus

« entraînés » que ceux de Berck (on peut le dire sans présomption), dans la construction des appareils les plus
précis.

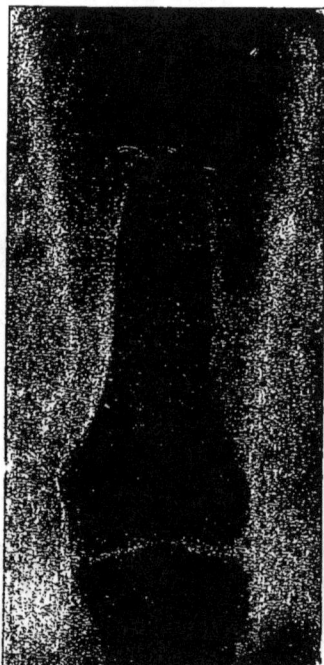

Fig. 96. — Dans le plâtre nous avons pratiqué une fenêtre antérieure
au niveau de la fracture : ce dispositif a permis de faire la réduction progressive du déplacement. Pendant les jours qui ont suivi,
cette réduction progressive s'est opérée avec des compressions
ouatées, exercées de dehors en dedans sur le fragment supérieur
et renouvelées tous les 3 ou 4 jours. Voici la radiographie prise
après l'enlèvement du plâtre, 6 semaines après l'accident. Comparez avec les fig. 94 et 95, on peut voir que le résultat ainsi obtenu
est parfait.

Voici ce que nous avons pu obtenir avec nos appareils
de Berck (sans opération sanglante), pour corriger le déplacement des fragments d'une fracture grave du fémur
(fig. 94 à 96).

MALADIES (D'ORIGINE LYMPHATIQUE) DES YEUX

Le traitement marin aide puissamment à la guérison des conjonctivites, blépharites et kératites de nature strumeuse.

Or, la plupart des affections oculaires, si fréquentes chez les enfants, n'ont pas d'autre origine ; ce qui explique et le nombre de ces malades qu'on peut voir à Berck et le bénéfice qu'ils retirent de ce séjour. Nous pourrions citer plusieurs grands oculistes qui croient si bien à l'action bienfaisante du traitement marin qu'ils envoient à Berck tous leurs petits malades dont la guérison se fait attendre, ayant aussi, pour règle, d'y envoyer leurs sujets guéris, pour prévenir le retour de l'affection oculaire. Et, en effet, le traitement qui guérit le mieux la scrofule est aussi le grand facteur de guérison de ces blépharites à répétition et de ces kératites chroniques, si communes et si rebelles, qui, si l'on n'y prend garde, aboutissent à une taie de la cornée et à une diminution très fâcheuse et trop souvent irrémédiable de l'acuité visuelle.

Dans la clientèle de Berck, de la station par excellence
des enfants délicats ou lymphatiques, on devine que fi-
gurent un grand nombre d'enfants atteints de végétations
adénoïdes du pharynx et d'hypertrophie des amygdales, —
d'autant que ces affections peuvent entraîner des déformations thoraciques et vertébrales, un arrêt dans la croissance, et un trouble dans le développement régulier du
corps, autant de manifestations pathologiques qui relèvent
de l'orthopédie.

Au même titre que l'adénite cervicale, ces affections
présentent généralement un caractère scrofuleux ; dans
les deux cas il s'agit d'une hypertrophie du système lym-
phoïde dûe aux infections siégeant dans les cavités de la
bouche et du nez.

On connaît la physionomie spéciale de ces enfants : ce
qu'on appelle « le *facies adénoïdien* ». — A signaler leur
bouche entr'ouverte pendant le sommeil, et même de jour,
la gêne ou la suppression de la respiration nasale, le ron-
flement nocturne, une demi-surdité qui peut même devenir
complète et permanente, les maux de tête, la paresse de
l'intelligence, etc. (¹).

Quelle sera notre conduite en présence de cette affection
si fréquente ?

Si les végétations sont peu volumineuses, il ne faut point
les opérer, car on les voit très souvent disparaître spontanément, à la mer, comme y guérissent spontanément la
plupart des petites adénites du cou. Un des plus grands spé-

1. L'enfant d'un de nos amis était le dernier élève de sa classe, nous
l'avons opéré de végétations adénoïdes énormes, il est passé quelques
mois après au tout premier rang et a étonné par sa vivacité ceux qu'il dé-
sespérait par son hébétude.

cialistes, dont personne ne récusera l'autorité, M. Lermoyez, l'a constaté maintes et maintes fois comme nous.

On se comporte donc en présence des petits semis de végétations (et lorsqu'il n'existe pas de complications auriculaires ou autres) comme on le fait en présence des petits semis de ganglions de la région cervicale ; on demandera la guérison au traitement marin qui guérit le lymphatisme. La belle avance d'enlever les végétations ; si le lymphatisme persiste, elles pourront se reproduire le lendemain !

Mais, si les végétations sont abondantes, si elles ont entraîné une complication, si l'on a acquis la conviction que l'air de la mer ne les « impressionnera » plus, alors nous les enlevons. Une ablation bien complète suivie d'une prolongation de séjour à la mer, voilà les 2 meilleurs moyens d'empêcher les récidives.

Notre conduite est la même en présence des « grosses amygdales ».

Nous rencontrons bien souvent des écoulements d'oreilles, ou otorrhées, à Berck, dans ce milieu où se réunissent tant d'enfants lymphatiques et débilités.

Tantôt l'otorrhée constitue la seule manifestation morbide, tantôt elle accompagne une coxalgie, un mal de Pott, une tumeur blanche, etc , pour lesquels l'enfant est venu à Berck.

L'otorrhée est une manifestation de la scrofule. Bazin l'appelait scrofule « de la première période », si elle n'intéressait que la muqueuse de l'oreille moyenne ; manifestation « de la troisième période », si elle intéressait les os.

Le séjour de la mer est favorable à ces otorrhées de nature strumeuse, et il n'est pas rare de les voir, sous l'influence bienfaisante du traitement marin se guérir vite, comme se guérit une glande du cou par la seule action de la mer sur l'état général du sujet.

Cela ne veut pas dire que nous attendions de la mer seule la guérison de l'otorrhée. Pas plus ici que pour une manifestation scrofuleuse des autres organes accessibles, le traitement marin ne dispense d'un traitement local. Nous nous sommes expliqué, au début de ce livre, sur la nécessité d'associer les deux facteurs de guérison.

Le traitement local est celui que nous avons déjà indiqué pour les fistules tuberculeuses, à savoir : nos injections.

Nous pourrions citer bien des sujets atteints d'écoulements d'oreilles vieux de plusieurs années, ou de fistules postopératoires, suite de mastoïdites, que les plus grands spécialistes, en désespoir de cause, ont envoyés à Berck, où ces malades ont guéri dans l'espace de quelques semaines ou de quelques mois par l'action combinée du traitement marin et de notre traitement local.

La chlorose est cette anémie tout à fait spéciale (maladie d'évolution sexuelle ou de croissance) qui frappe exclusivement les jeunes filles vers l'âge de la puberté, de 13 à 20 ans, et qui est caractérisée essentiellement par des modifications dans la composition du sang.

Il arrive à Berck un grand nombre de chloroses soit en ville, soit dans les hôpitaux. Eh bien ! la presque totalité des chlorotiques se transforment très rapidement sous l'influence du traitement marin, *dans l'espace de quelques mois.*

A l'hôpital Rothschild, par exemple, il est classique d'escompter la guérison des jeunes filles chlorotiques pour le troisième ou le quatrième mois qui suit leur entrée à l'hôpital, et leur remplacement est prévu pour cette date.

A la mer elles se fortifient à vue d'œil, leurs pâles couleurs sont remplacées bien vite par une coloration rose du visage, les souffles anémiques sont à peine perceptibles ou même ont disparu complètement après quelques semaines.

A part les cas de chlorose nerveuse où la balnéation est interdite, nos chlorotiques prennent un bain de mer ou même deux, chaque jour (mais des bains de très courte durée), et elles vivent constamment sur la plage.

Indications et contre-indications du séjour de Berck

Par tout ce que nous avons dit dans ce livre, on voit quelles sont les principales **INDICATIONS** d'un séjour à Berck.

Quant aux **CONTRE-INDICATIONS**, il n'y en a qu'une : la **phthisie pulmonaire**.

On peut dire, d'une manière générale, que les tuberculeux pulmonaires, et surtout ceux qui ont de la fièvre, verraient leurs lésions s'aggraver à Berck. Voilà pourquoi l'on n'y reçoit pas un seul tuberculeux pulmonaire, — et pourquoi aussi il n'existe point de risque de contagion tuberculeuse à Berck.

Les malades atteints de phthisie doivent être dirigés vers la montagne ou vers les stations méridionales. Si la tuberculose externe, sous toutes ses formes (tuberculose des os, des ganglions, des articulations), est tributaire de Berck, par contre la tuberculose pulmonaire est tributaire des stations de la Méditerranée ou d'Arcachon, ou de Pau, ou d'Argelès-Gazost, ou bien encore des stations d'altitude.

Le nervosisme d'un enfant est-il une contre-indication au séjour de Berck ? — Non. L'on avait autrefois exprimé la crainte que cette atmosphère si vivifiante ne créât un risque de méningite pour certains coxalgiques ou pottiques à tempérament nerveux. Eh bien, aujourd'hui après 25 ans de pratique, nous pouvons affirmer nettement le contraire. L'on reçoit à Berck tous les enfants (sans exception), atteints de tuberculoses externes. Or nous n'observons presque jamais de méningite. L'an dernier nous n'en avons pas vu une seule (dans aucun de nos services). A l'hôpital Rothschild, voici plus de 10 années que nous n'avons pas vu un seul cas de méningite. Et cela se comprend. La méningîte est une localisation de la tuberculose. A Berck les enfants se portant beaucoup mieux qu'ailleurs, se trouvent de ce fait plus immunisés qu'ailleurs et plus réfractaires à l'éclosion d'une tuberculose quelconque. Mais ce n'est pas seulement au séjour de Berck que nous attribuons cette rareté extrême des méningites ; c'est aussi à notre abstention systématique de *toute opération sanglante* chez nos malades atteints de tuberculose externe, à notre volonté d'éviter tout redressement violent, tout traitement douloureux, toute fatigue cérébrale ou physique. Et voilà pourquoi les méningites sont beaucoup plus rares à Berck que partout ailleurs.

Et ainsi la phthisie pulmonaire reste la seule contre-indication au séjour de Berck.

POUR CEUX QUI NE PEUVENT PAS VENIR A BERCK

(Comment les faire bénéficier, dans la mesure du possible, des méthodes de Berck).

Si Berck est le milieu favorable entre tous pour le traitement des tuberculoses externes et des affections orthopédiques, il restera toujours, hélas ! un trop grand nombre de malades que leur situation matérielle mettra dans l'impossibilité de profiter de ce séjour.

C'est pour ceux là que nous avons créé deux cliniques filiales de l'Institut orthopédique de Berck : l'une à Paris, l'autre à Argelès-Gazost dans le site le plus ravissant des Pyrénées.

Notre clinique de Paris, (7, avenue Montaigne)

Nous y recevons tous les samedis les malades qui

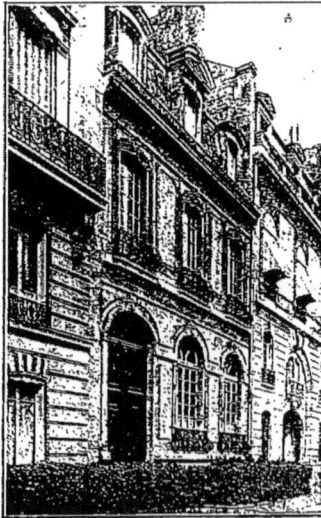

Fig. 97. — La Clinique orthopédique de Paris
ou Clinique de l'avenue Montaigne.

viennent nous consulter de partout. Et nous y appliquons
nos traitements locaux de Berck à ceux qui ne peuvent pas
se rendre sur notre plage. Ces traitements sont, à Paris,
dans l'intervalle de nos visites, suivis et surveillés par
notre assistant le Dr Privat, qui est à demeure dans la
clinique même.

Là, chaque année, à l'occasion des grands congrès
médicaux, nous organisons des séances de démonstrations
pour exposer à nos collègues les derniers progrès réalisés
dans le domaine de l'Orthopédie et de la chirurgie enfan-
tile pendant l'année qui vient de s'écouler. Nous avons eu
l'honneur d'y recevoir les plus hautes sommités scienti-
fiques de l'univers.

Notre clinique d'Argelès-Gazost (Hautes-Pyrénées)

Cette clinique s'élève dans la plus belle vallée des
Pyrénées (la vallée d'Argelès).

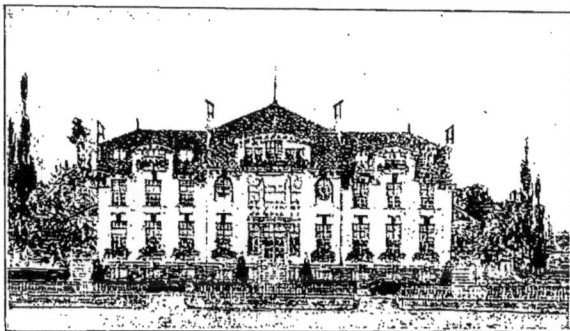

Fig. 98. — Clinique orthopédique d'Argelès, Hautes-Pyrénées
des Drs Calot et Bergugnat.

Outre sa situation exceptionnelle, Argelès possède des
bains d'eaux sulfureuses.

Ce séjour est excellent pour les sujets lymphatiques il est particulièrement indiqué pour tous ceux qui ont « une poitrine susceptible » ou déjà entamée.

Nous nous y rendons à dates régulières pour y instituer et diriger les traitements de ces malades (enfants ou adultes). En notre absence, ces traitements sont surveillés par notre assistant le Dr Bergugnat (qui fut notre premier assistant à Berck et qui a été aussi le premier médecin de l'hôpital de l'Oise et des départements à Berck).

Mais il est encore tant de ces malades qui ne pourront venir ni à Berck, ni à Paris, ni à Argelès ! C'est en pensant à eux et pour leur venir en aide, c'est pour permettre à nos confrères, de partout, d'appliquer à ces malades, dans la mesure du possible, nos traitements de Berck, que nous avons écrit nos livres et créé, il y a 8 ans, nos cours de Berck.

1° NOTRE COURS PRATIQUE ANNUEL
(de *Clinique et de Technique orthopédiques*)

« Voir sur le livre, c'est bien, mais voir sur le malade !... »

Nos livres appelaient un complément, à savoir : l'organisation d'une série de démonstrations pratiques (cliniques et techniques) des traitements qui s'y trouvent décrits. Sans doute, les livres — avec des descriptions, si elles sont claires, et avec des figures semées à chaque pas dans le texte, si elles sont bien représentatives de chaque temps du traitement, — permettent à un médecin très attentif de s'initier aux diverses techniques orthopédiques. Mais quelle supériorité pour celui qui, après avoir lu, aura « vu faire » et aura « fait » lui-même, au moins une fois, sous nos yeux, — aidé de nos remarques et de nos conseils ou de ceux de nos assistants ! — C'est pour répondre à ce besoin que nous avons créé notre cours pratique annuel.

Il a lieu chaque année du 1er lundi d'août jusqu'au lundi suivant. Au début (il y a huit ans), ce cours avait une durée de deux semaines que nous avons réduite à une semaine, à la suite d'un referendum fait auprès des praticiens qui nous déclarèrent qu'ils pouvaient tous, avec un peu de bonne volonté, disposer chaque année d'une semaine, mais pas davantage.

Déjà des centaines et des centaines de médecins sont venus, de tous les coins de France et de tous les pays du monde, prendre part à ces exercices pratiques (cliniques et techniques) de la « *grande semaine berckoise* », comme ils l'ont eux-mêmes appelée. — Déjà, de leurs pays respectifs, ils ont bien voulu nous écrire que leur effort et le

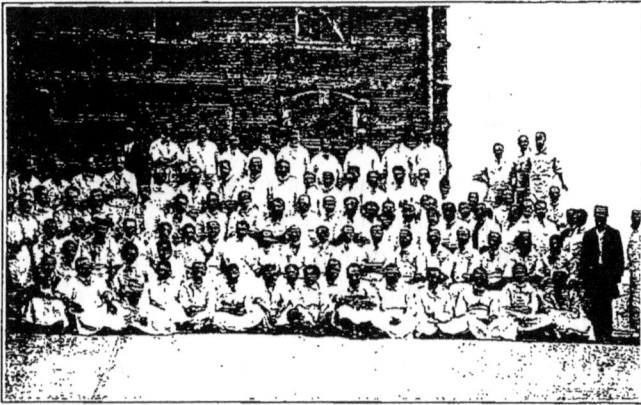

Fig. 99. — Nos élèves de l'an dernier.

nôtre n'étaient pas perdus, puisque ce stage à Berck leur avait permis de soigner et de guérir de nombreux malades que jusqu'alors ils ne savaient pas ou n'osaient pas traiter, et qui, empêchés par leur situation matérielle de venir à Berck, se trouvaient ainsi condamnés à demeurer sans aucun soin.

NOTRE PROGRAMME

En 8 jours, à raison de 10 heures de travail par jour, dont 5 heures pour les démonstrations cliniques et techniques faites par nous, et 5 heures pour les exercices pratiques (de

clinique et de technique) faits par chaque élève (sous notre
direction ou celle de nos assistants) :

Enseignement de l'orthopédie indispensable aux praticiens
et du traitement des **tuberculoses externes**, maladies des os
et des articulations, etc.

Examen clinique de nombreux malades avant, pendant et
après traitement. Pose des indications thérapeutiques pour
chaque cas, et application du traitement approprié.

ORDRE ET SUJET DES DÉMONSTRATIONS
(cliniques et techniques).

Lundi, 1er lundi *d'août* (10 h. matin). — La technique des
appareils (*Plâtre, Moulage, Celluloïd*). — Les Généralités
indispensables sur le traitement des **tuberculoses externes**,
sèches, suppurées, fistuleuses. Injections et liquides modificateurs. Adénites. Tuberculoses du testicule et de l'épididyme.

Mardi (10 h. matin). — Le **Mal de Pott**, diagnostic et
traitement. Technique des Corsets. Traitement de la gibbosité, des abcès, de la paralysie.

Mercredi (10 h. matin). — **Coxalgie.** — Diagnostic et
Traitement. Radiographies. Injections dans la hanche. Appareils du membre inférieur.

Jeudi (10 h. matin). — **Tumeurs blanches.** — Diagnostic
et traitement. Tumeurs blanches en particulier: genou,
pied, épaule, coude, poignet. Injections intra-articulaires.
Appareils de ces régions.

Vendredi (10 h. matin). — **Luxation congénitale** de la
hanche. Diagnostic et traitement. Réduction de plusieurs
luxations faites par les élèves avec notre assistance. —
Présentation et examen de luxations avant, pendant et
après traitement.

Vendredi (5 h. soir). — Traitement de la **paralysie** infantile, du **Pied bot** paralytique. Syphilis des os et des articulations. Sporotrichose.

Samedi (10 h. matin). — Radiologie et Radiothérapie. Traitement du **torticolis,** de l'**ostéomyélite** aiguë et chronique.

Samedi (4 h. soir). — Traitement de la **scoliose** par la méthode d'Abbott. Gymnastique médicale.

Dimanche (10 h. matin). — Traitement du pied bot congénital. Traitement de la **tarsalgie,** de la **maladie** de Little, des déformations **rachitiques.**

Sont admis les médecins et étudiants français et étrangers.

Chaque élève inscrit est exercé individuellement à l'examen clinique et au traitement de nombreux malades, à la technique des appareils en plâtre et en celluloïd et des ponctions et injections, à la radiothérapie, à la radiographie, à la radioscopie, et aussi, dans la mesure du possible, aux diverses opérations.

Pour l'inscription et tous les renseignements, s'adresser au Dr Fouchet, chirurgien assistant de l'Institut orthopédique, à Berck-Plage (P.-de-C.).

2º NOS LIVRES D'ENSEIGNEMENT

Voici la liste de nos principaux ouvrages, auxquels nous joignons l'indication de quelques œuvres de nos maîtres, ou de nos élèves, et de tous nos confrères de Berck.

BIBLIOGRAPHIE SUR LE TRAITEMENT MARIN, SUR BERCK, ET SUR LES MALADIES QU'ON SOIGNE A BERCK.

1º LYMPHATISME, TUBERCULOSE DES GANGLIONS, DES OS, DES ARTICULATIONS.

La MER pour la cure des enfants scrofuleux, rachitiques, débiles (Dr Armaingaud, 1882).

Les bains de mer dans le lymphatisme (Dr Cazin, 1884)..

Le traitement marin de la scrofule (Dr Amat, 1886).

La supériorité du traitement marin pour les tuberculoses des glandes, des os et articulations. — Indications et contre-indications du traitement marin (1er Congrès de thalassothérapie, Boulogne-sur-Mer, 1894, par le Dr Calot).

Les maladies qu'on soigne à Berck. — Lymphatisme, abcès froids, adénites, ostéites, tumeurs blanches, coxalgie, mal de Pott, scoliose, luxation congénitale de la hanche, pied bot, paralysie infantile, rachitisme, genu valgum, etc... (1 vol. de 443 pages, par le Dr Calot).

Des effets du climat marin et des bains de mer sur les phénomènes intimes de la nutrition, applications thérapeutiques (1903, prof. Robin).

Les sanatorium maritimes de la côte Atlantique en France (1905, Dr Barbier).

Les hôpitaux marins (1905, Congrès de la tuberculose, Dr Armaingaud).

Du climat marin dans la tuberculose (Conférence à Bruxelles 1911, Prof. Robin).

Le traitement des tuberculoses externes dans le livre sur « Traitement de la tuberculose » (1912, 5e partie, p. 440 à p. 600 par le Prof. Robin), chez Vigot, éditeur.

Le devoir des médecins, en présence des tuberculoses externes, coxalgie, mal de Pott, tumeur blanche, adénites, etc. (Série de conférences faites de 1907 à 1913, par le Dr Calot), à l'hôpital Beaujon. – Service de Clinique du Prof. Robin,

Pourquoi Berck ? par le Dr Cayre.

L'alimentation des enfants à Berck, par le Dr Villeneuve.

25 ans de pratique à Berck. — Conférence à Dusseldorf et Congrès de Rome et de St Sébastien, par le Dr Calot.

Sur les hôpitaux marins, par le Dr Calvé (congrès de Rome).

L'orthopédie indispensable aux praticiens. (tuberculoses externes et déviations). 7e édition. Cette nouvelle édition paraîtra en mai, traduit en 5 langues, 1 vol. de 1200 pages, 1240 fig. et 8 photographies en couleurs, par le Dr Calot (1).

L'hôpital Rothschild de Berck, par le Dr Calot.

Le *Dispensaire Rothschild* à Berck, par le Dr Calot et le Dr H. de Rothschild.

1. Nous sera-t-il permis de rappeler l'accueil si particulièrement favorable qu'a reçu cet ouvrage, et de rapporter quelques-unes des appré-

2° LES MALADIES EN PARTICULIER

Adénites du cou. — Leur guérison sans cicatrice (Congrès de chirurgie, 1898, par le Dr Calot).

Coxalgie. — Traitement, 1 vol. in-8° avec 200 fig. par le Dr Calot.

Études sur la coxalgie, par le Dr Ménard.

Sur la guérison de la coxalgie sans boiterie. Congrès de chirurgie 1898, par le Dr Calot.

Mal de Pott. — Traitement, 1 vol. in-8° avec 120 fig.

Présentation à l'Académie de médecine, des 5 premiers enfants guéris de gibbosité, 1896, par le Dr Calot.

2° Présentation à l'Académie de 25 enfants guéris de gibbosité, 1897, par le Dr Calot.

Conférences sur le mal de Pott à Londres, à Gand et Berlin sur l'invitation des sociétés anglaise, belge et allemande, de chirurgie, par le Dr Calot.

Les tumeurs blanches, 1 vol. in-8° avec 200 fig., par le Dr Calot.

Tuberculose du darse, par le Dr Andrieux.

Sur la guérison des tumeurs blanches avec conservation des mouvements articulaires. (Presse médicale, juillet 1899), par le Dr Calot

Les ankyloses et leur traitement. (Cong. de chirurgie, 1899 et 1913), par le Dr Calot.

ciations, trop flatteuses, que les plus grands maîtres ont bien voulu porter sur lui ?

Du Professeur ROBIN : « La cure des tuberculoses externes, des difformités congénitales ou acquises, est depuis longtemps le sujet des préoccupations de M. Calot. Nous avons déjà signalé les succès extraordinaires que ce médecin obtient à Berck...

L'ouvrage de M. Calot reflète son enseignement qui est avant tout une leçon de choses ; il a toutes ses pages illustrées de nombreux dessins parlant aux yeux comme parlent aux yeux de ses auditeurs, de toutes nationalités, les nombreux sujets guéris qu'il fait défiler devant eux à ses conférences et dont les observations servent toujours de base à son enseignement.

De sorte qu'avec un auxiliaire aussi précieux, un guide aussi sûr, le praticien consulté pour une coxalgie, un mal de Pott, une luxation congénitale de la hanche, une scoliose, une manifestation rachitique, etc., n'aura plus de raison pour rester inactif. Il lui suffira de lire le livre de M. Calot pour être aussitôt documenté sur la conduite à tenir.

En faisant connaître sa pratique, en entrant dans le détail de tout ce

Les appareils plâtrés bivalves dans le traitement des tuberculoses du squelette, par le Dᵣ Audion.

Les appareils plâtrés, par le Dᵣ Privat.

Tuberculose du testicule et de l'épididyme. — Congrès de chirurgie de 1902, par le Dᵣ Calot.

La péritonite tuberculeuse et son traitement marin. Congrès de 1905, par le Dᵣ Calot.

La préparation des liquides et pâtes à injecter dans les foyers tuberculeux, par le Dᵣ Fouchet.

Rachitisme et son traitement marin. (1ᵉʳ Congrès de thalassothérapie, 1894), par le Dᵣ Calot.

Scoliose. La guérison de la scoliose par la méthode d'Abbott (70 fig. Paris Médical, 1913), Dʳˢ Calot et Privat.

La méthode d'Abbott dans la scoliose (avec 25 fig. in Médecine internationale, 1913), par les Dʳˢ Calot et Fouchet de Berck et le Dᵣ Bergugnat, d'Argelès-Gazost.

Guérison de la scoliose et méthode d'Abbott (Journal des Praticiens, 1913), par le Dᵣ Fouchet, de Berck.

qu'il faut faire pour la cure de telle affection, l'éminent chirurgien de Berck a rendu un grand service aux malades et aux médecins ».

De LUCAS-CHAMPIONNIÈRE : « Pourquoi un livre de ce genre n'avait pas encore été écrit ?

C'est que, pour le faire, il faut non seulement avoir la connaissance approfondie de ces questions délicates, il faut l'expérience prolongée de cette chirurgie infantile si particulière et la compétence chirurgicale qui en résulte, mais il faut avoir aussi le sens de l'enseignement avec cette tournure pratique de l'esprit qui permet de discerner dans les questions ce qu'elles ont d'indispensable à connaître et ce qu'elles présentent de difficultés dans leur application, de manière à les simplifier pour le lecteur tout étonné de les comprendre si facilement.

Ces qualités nécessaires, M. Calot, qui a tant fait pour le développement de cette thérapeutique devenue en ses mains souvent plutôt médicale que chirurgicale, les possède au plus haut degré.

Dans ce livre, où d'ailleurs le texte s'appuie sur un nombre considérable de figures admirablement exécutées, tout est simple et concis, peu de discussion, beaucoup d'aphorismes qui fixent dans l'esprit, mieux que de longues phrases, les règles à suivre dans la thérapeutique à employer ».

Du Dᵣ DEJACE, (président de l'Association internationale de la Presse médicale) : « L'Orthopédie indispensable est un livre pour tous les praticiens. Il a été pensé et écrit avec la préoccupation constante de

Mon voyage en Amérique chez Abbott, par le Dʳ Fouchet. Journal des praticiens, Juillet 1913.

Guérison de la scoliose, 1 vol. in-8° avec 130 fig. (chez Maloine, 25, rue de l'Ecole de médecine, Paris, par le Dʳ Calot, 1913).

Luxation congénitale de la hanche. Traitement 1 vol. avec 210 fig. par le Dʳ Calot.

Présentation d'enfants guéris de boiterie de naissance (ou lux. congénitale de la hanche), à l'Académie de Médecine, 1896, et aux Congrès de chirurgie de Paris, de 1901 à 1910, par le Dʳ Calot.

L'élévation congénitale de l'omoplate, par le Dʳ Tridon.

Pied bot. Sa guérison par le traitement non sanglant. (Congrès de Paris, 1896), par le Dʳ Calot.

Paralysie infantile. Traitement. (Congrès de Chirurgie, 1901), par le Dʳ Calot.

Maladie de Little et Retards de la marche. Traitement. (Gazette médicale, 1912), par le Dʳ Calot.

Ostéomyélite. Traitement. (Journal des praticiens), 1907, par le Dʳ Calot.

Les retards et arrêts de croissance et de développement, et leur traitement. (Congrès de Paris, 1913), par les Dʳˢ Calot et Fouchet, de Berck.

Les hémophiles (ou les enfants qui saignent), par le Dʳ Fouchet (de Berck).

documenter le médecin qui est toujours le premier consulté pour toutes ces maladies.

... Le nom de M. Calot est indissolublement lié à l'orthopédie nouvelle. De plus, Calot a le rare mérite d'avoir toujours travaillé avec une admirable persévérance et une féconde activité à rendre accessibles à tous les médecins les procédés pratiques de l'orthopédie moderne.

Ce que le Dʳ Calot veut et réclame avec insistance des médecins, c'est qu'ils soignent ces maladies dès leur apparition, c'est qu'ils fassent immédiatement leur devoir. Et le but de ce livre est de leur apprendre la meilleure manière de remplir ce devoir.

Nous pouvons ajouter que le Dʳ Calot a pleinement atteint son but ».

En moins de six ans ce livre est arrivé à sa 7ᵉ édition, ce qui est sans précédent, peut-être, dans les annales de la librairie médicale.

« Déjà des milliers et des milliers de lecteurs qui se sont succédés ont témoigné de la haute valeur de cet ouvrage. Après avoir fait son éloge au début, nous n'avons plus qu'à applaudir au courant rapide qui emporte le succès toujours croissant ». — Du Dʳ FIESSINGER, (rédacteur en chef du Journal des Praticiens).

Les cals vicieux après les fractures de Dupuytren, par le Dr Louart.

Les syncinésies, par le Dr Strœhlin.

Anthrax de la face, par le Dr Bourotte.

Résection du cornet inférieur, par le Dr Richez.

Pathologie du diverticule de Meckel, par le Dr Gogibus.

La laryngostomie pour papillomes diffus chez l'enfant, par le Dr Fontaine (de Berck).

Thèses faites à Berck par nos internes :

Dr *Quettier*, de Berck : La correction des raccourcissements causés par la coxalgie.

Dr *Mlle Kohan* : Traitement des abcès froids.

Dr *Pierre* : Les maladies de la gorge, des oreilles et du nez, à Berck.

Dr *Decherf* : La luxation congénitale de la hanche.

Dr *Dulac* : Les injections articulaires dans les tumeurs blanches.

Dr *Ducroquet* : Traitement du mal de Pott.

Dr *Lévy-Klotz* : Traitement des fistules tuberculeuses.

Dr *Pesme* : Les injections de pâtes dans les fistules.

Dr *Bergugnat*, d'Argelès-Gazost : Le traitement de la coxalgie.

Dr *Baqué* : Traitement des tuberculoses du membre inférieur.

Dr *Cayre* : Les appareils dans le mal de Pott.

Dr *Labarthe* : Les appareils amovibles.

Dr *Balencie* : La tumeur blanche du cou de pied.

Dr *Loze* : Traitement des adénites.

Dr *Fouchou-Lapeyrade* : La radiographie dans la coxalgie.

Dr *Cresson*, de Saint-Pétersbourg : La tumeur blanche du genou.

Dr *Benoît* : La tumeur blanche du genou.

Dr *H. St-Béat* : Le naphtol camphré en chirurgie.

D^r *Rœderer* : La radiothéraphie dans les tuberculoses externes

Dr *Fouchet* : Les appareils de celluloïd en orthopédie et en chirurgie.

Dr *L. St-Béat* : Les ankyloses de la coxalgie.

Dr *A. Latour* : Les injections articulaires dans la coxalgie.

Dr *Turettes* : La méthode des ponctions et injections dans les abcès froids.

Dr *L. Latour* : Traitement des fistules tuberculeuses.

Dr *Baille* : Traitement des tuberculoses suppurées.

D^r : *Le Moussu* Le traitement de la scoliose et la méthode d'Abbott.

(Sous presse)

Sur le traitement marin, thèse par H. Peyret, ancien interne de l'hôpital Cazin.

La petite orthopédie du praticien, (ou Vade-mecum d'orthopédie). avec 400 fig., par les D⁻ˢ BERGUGNAT. FOUCHET et FOUCHOU-LAPEYRADE, avec préface du Dʳ CALOT.

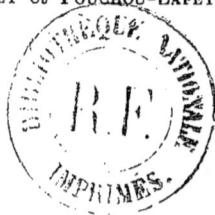

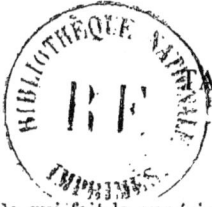

TABLE DES MATIÈRES

PREMIÈRE PARTIE

Le traitement général

DEUXIÈME PARTIE

Traitement local des maladies qu'on soigne à Berck

1° Tuberculoses externes.

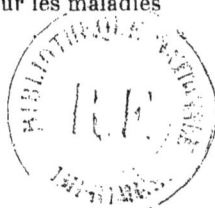

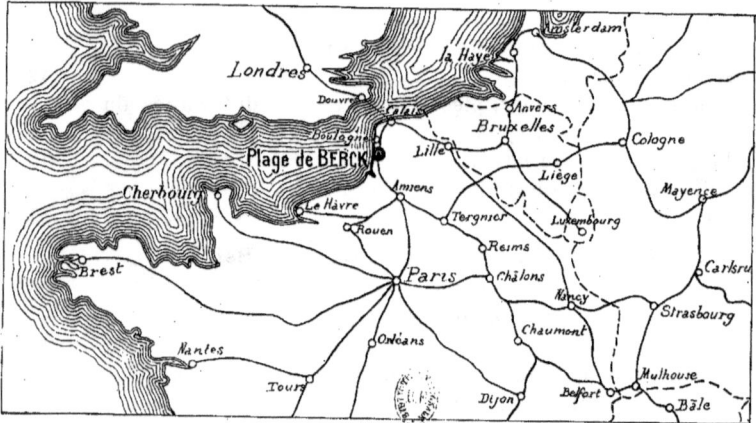

Fig. 100. — Berck est à 3 heures de Paris, 3 heures de Londres, 3 heures de Lille et 6 heures de Bruxelles. De la grande ligne Paris-Calais, les voyageurs descendent à la station de Rang-du-Fliers-Verton, et là prennent un petit train pour BERCK-PLAGE (12 minutes).

IMPRIMERIE BELLIN, A MONTDIDIER.

www.ingramcontent.com/pod-product-compliance
Lightning Source LLC
Chambersburg PA
CBHW071845200326
41519CB00016B/4240